LEÇONS CLINIQUES

SUR LES

MALADIES DU COEUR

PROFESSÉES A L'HOTEL-DIEU DE PARIS

PAR

J. BUCQUOY

Agrégé de la Faculté de médecine de Paris, médecin de l'hôpital Cochin

AVEC FIGURES DANS LE TEXTE

Troisième édition

PARIS

ADRIEN DELAHAYE, LIBRAIRE-ÉDITEUR

PLACE DE L'ÉCOLE-DE-MÉDECINE

1873

LEÇONS CLINIQUES

SUR LES

MALADIES DU COEUR

PARIS. — IMPRIMERIE DE E. MARTINET, RUE MIGNON, 2.

LEÇONS CLINIQUES

MALADIES DU COEUR

PROFESSÉES A L'HOTEL-DIEU DE PARIS

PAR

J. BUCQUOY

Agrégé de la Faculté de médecine de Paris, médecin de l'hôpital Cochin
Chevalier de la Légion d'honneur, etc.

AVEC FIGURES DANS LE TEXTE

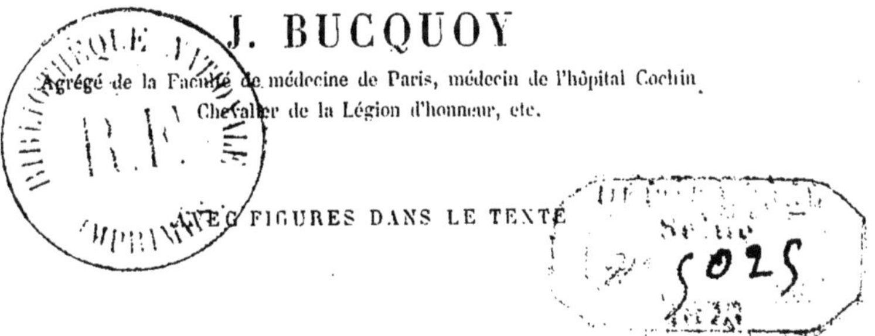

Troisième édition

PARIS

ADRIEN DELAHAYE, LIBRAIRE-ÉDITEUR

PLACE DE L'ÉCOLE-DE-MÉDECINE

1873

LEÇONS CLINIQUES

SUR LES

MALADIES DU COEUR

PREMIÈRE LEÇON

CONSIDÉRATIONS PRÉLIMINAIRES

SOMMAIRE. — Ce qu'on entend par maladies du cœur ; hypertrophie et dilatation, affections souvent secondaires. — Lésions qui affectent plus spécialement les orifices : rétrécissements et insuffisances. —Étiologie. — Diagnostic
de la lésion ; diagnostic de la maladie.
Rapports du cœur avec la paroi thoracique ; ventricules, oreillettes, orifices. —
Physiologie des actions mécaniques du cœur dans une de ses révolutions ;
leur relation avec les bruits normaux et pathologiques. — Signification séméiologique des bruits morbides.

MESSIEURS,

Il est certainement peu de maladies qui aient autant béné-
ficié des progrès récents de la physiologie et surtout de l'emploi des moyens physiques d'exploration que celles dont nous
commençons l'étude aujourd'hui : je veux parler des maladies
du cœur. Et pourtant, avouons-le, nous sommes bien loin
encore de ces résultats précis de cette certitude presque
absolue que donnent à chaque instant la percussion ou l'auscultation dans les maladies des poumons et des plèvres. Que
de fois, en effet, ne vous est-il pas arrivé de voir les plus
habiles de vos maîtres, en présence d'une affection cardiaque

évidente, hésiter sur la localisation d'un bruit pathologique ou sur le caractère d'une altération valvulaire !

Les éléments sur lesquels porte l'analyse dans le diagnostic des maladies du cœur sont trop nombreux et trop complexes pour que vous ne deviez vous attendre à y rencontrer des difficultés sérieuses. Ne croyez pas cependant qu'elles soient insurmontables; le plus souvent, au contraire, vous arriverez assez facilement à les vaincre si, laissant de côté d'abord les cas trop compliqués, vous vous attachez surtout, au moins en commençant, à étudier les cas les plus simples.

Vous savez parfaitement qu'il y a dans le cours des affections cardiaques une période où la maladie perd en quelque sorte la physionomie que lui donnait la localisation spéciale qui en a été le point de départ. Tous les symptômes concourent alors à mettre en évidence cet état connu sous le nom de cachexie cardiaque, et les signes propres à la lésion primitive se trouvent plus ou moins complétement effacés. Laissez de côté d'abord tous ces cas peu favorables à l'étude clinique des maladies du cœur. Au lieu de ces malades marchant à grands pas, avec un ensemble de symptômes presque toujours identiques, vers la terminaison fatale, cherchez de préférence ceux chez lesquels la maladie est beaucoup moins avancée. Chez ces derniers, vous verrez qu'elle a presque toujours ses caractères propres, sa forme véritablement typique, et il y a un tel rapport entre la lésion et les symptômes observés que rien alors n'est plus aisé que d'en déduire des éléments positifs de diagnostic.

Le siége différent d'une lésion cardiaque entraîne, en définitive, dans l'expression phénoménale de la maladie, des modifications assez importantes pour qu'il soit vraiment utile, en clinique, de distinguer les formes très-différentes sous lesquelles elle se présente. Obligé de me restreindre à cause de la nature même de cet enseignement, je ne veux insister, dans les quelques leçons que je me propose de vous faire sur les maladies du cœur, que sur ces distinctions capitales. Grâce au grand nombre d'affections de ce genre accumulées depuis quelque temps dans nos salles, il me sera facile de mettre sous vos yeux les types principaux dont l'étude vous fournira les données séméiologiques applicables aux cas plus complexes soumis en même temps à votre observation.

Toutefois, je ne puis entrer dans l'examen des faits sans vous avoir rappelé auparavant quelques notions que vous devez avoir parfaitement présentes à l'esprit pour suivre avec fruit ces leçons. Je commence donc par quelques considérations préliminaires que je rendrai aussi courtes que possible, mais dont vous ne méconnaîtrez pas, je l'espère, tout l'intérêt pratique.

Et d'abord, que faut-il entendre par ces mots : *maladie du cœur?*

A ne prendre ce terme que dans son acception propre, il est évident qu'on devrait désigner par là toute modification un peu importante survenue dans la structure ou dans les fonctions de l'organe central de la circulation, que cette modification, d'ailleurs, soit passagère ou permanente. Le cœur, comme tous les autres viscères, a ses maladies aiguës et ses maladies chroniques; il peut être affecté aussi bien dans sa substance propre que dans ses enveloppes; et les lésions dont il est parfois le siége peuvent envahir une étendue plus ou moins considérable de l'organe, quoiqu'elles aient, en général, assez de tendance à se localiser.

Ce n'est pas cependant dans un sens aussi général que l'on comprend dans le langage ordinaire de la clinique la dénomination que nous venons de définir. Par *maladie du cœur* ou *lésion organique du cœur*, on entend spécifier surtout les cas où le tissu de l'organe est affecté d'une manière permanente et avec un caractère évident de chronicité. Ainsi, vous ne diriez pas d'un malade qui contracte une endocardite dans le cours d'un rhumatisme ou d'une pyrexie, qu'il est atteint d'une maladie du cœur, pas plus que vous ne donnerez ce nom aux restes d'une péricardite ancienne, si celle-ci n'a pas eu pour conséquence un trouble permanent dans les fonctions cardiaques.

Nous ne nous occuperons donc, en ce moment, que des maladies chroniques de l'organe central de la circulation, et, par la distinction que je viens d'établir, vous savez déjà dans quelles limites je compte me renfermer. Ainsi comprises, les maladies du cœur se divisent en deux classes principales : les unes affectant le muscle lui-même, comme l'hypertrophie, la dilatation, les dégénérescences ; les autres consistant en des altérations qui modifient le calibre des orifices et le jeu des valvules : ce sont les rétrécissements et les insuffisances.

Quelque naturelle que paraisse cette division, si l'on a égard à l'importance relative de ces deux genres de lésions, on mettra difficilement sur le même rang les premières et les secondes, l'hypertrophie et la dilatation ne jouant, en effet, dans les maladies du cœur qu'un rôle assez secondaire et dépendant le plus souvent des altérations dont les orifices sont le siége. C'est la lésion d'orifice qui est là vraiment l'affection primordiale, car il faut, pour que le muscle s'hypertrophie ou se dilate, que le sang rencontre, pendant un temps plus ou moins long, un obstacle à son passage, ce qui arrive surtout dans les cas de rétrécissement et dans la plupart des lésions de l'appareil valvulaire. Rappelez-vous maintenant la grande fréquence de ces lésions d'orifices, et songez à l'influence qu'elles exercent sur les altérations consécutives du cœur, vous comprendrez alors aisément l'intérêt plus spécial qui s'attache à l'étude des rétrécissements et des insuffisances.

Des causes assez diverses peuvent concourir au développement des maladies qui frappent les orifices et leurs valvules. Elles sont loin d'avoir toutes une égale importance; nous n'insisterons que sur les principales.

Tantôt c'est un travail lent de désorganisation qui produit dans les tissus ces altérations si communes à une époque avancée de la vie, la dégénérescence athéromateuse entièrement semblable à celle qu'on rencontre dans les artères; tantôt, et plus souvent, l'affection résulte d'un travail inflammatoire, et c'est l'endocardite qui en est le point de départ. Or vous connaissez tous la belle loi de coïncidence du rhumatisme et de l'endocardite formulée par M. le professeur Bouillaud; vous savez, par conséquent, que c'est au rhumatisme qu'il vous faudra songer tout d'abord si vous voulez remonter à l'origine réelle de la maladie.

Toutefois, et bien que la loi de M. Bouillaud soit rigoureusement vraie, il vous arrivera encore assez fréquemment, malgré des indices très-évidents d'une ancienne endocardite,

de ne pas retrouver dans les antécédents du malade l'attaque
de rhumatisme initiale. N'en soyez pas trop étonnés, et ne
vous hâtez pas de conclure que le rhumatisme est, plus souvent qu'on ne l'a dit, étranger au développement des affections cardiaques. Il faut que vous sachiez bien que, en dehors
du rhumatisme proprement dit dans sa forme classique,
c'est-à-dire en dehors du rhumatisme articulaire aigu ou
subaigu, il y a d'autres affections très-voisines, quelques-
unes peut-être de même nature, capables d'exercer sur le
cœur une affection fâcheuse. Ce sera, par exemple, la scarlatine, dont le professeur Trousseau a si bien étudié les
complications cardiaques, ou encore la chorée, qui a avec le
rhumatisme des affinités aujourd'hui parfaitement établies,
comme j'ai pu vous le démontrer moi-même dans une autre
conférence. J'y ajouterai aussi l'état puerpéral, que je considère comme une cause puissante d'endocardite valvulaire,
ainsi que vous avez pu l'observer vous-même dans les cas
relativement assez nombreux que nous avons rencontrés
dans notre service de crèche. Souvent, en effet, des affections
du cœur chez des femmes jeunes encore ne reconnaissent
d'autre cause que des grossesses répétées suivies elles-
mêmes d'allaitements prolongés; ce qui permet, jusqu'à un
certain point, de rapprocher ces faits de ceux rapportés
récemment par mon savant collègue et ami le docteur Lorain
à l'appui des idées extrêmement ingénieuses qu'il a déve-
loppées devant la Société médicale des hôpitaux sur le rhumatisme puerpéral.

Telles sont les causes les plus ordinaires des lésions organiques du cœur, mais ce ne sont pas évidemment les seules.
Je vous ai déjà parlé de l'influence des progrès de l'âge;

les excès habituels de toute sorte, les chagrins, l'hérédité, etc.
mériteraient aussi, mais à des degrés divers, une place
assez importante dans cette étiologie. Je n'insiste pas davantage sur ce point, pour lequel je vous renvoie à vos traités
de pathologie.

L'endocardite, ainsi que les causes les plus communes des
maladies valvulaires, ne frappe pas avec une égale fréquence
le cœur droit et le cœur gauche. Autant la lésion est commune à gauche, autant elle est rare dans les cavités droites,
et la proportion de 12 à 1, et même de 20 à 1, donnée par
quelques auteurs, me paraît au-dessous du chiffre qui résulte
de la comparaison des nombreux faits que j'ai pu observer
jusqu'ici. Ce n'est donc qu'exceptionnellement que vous trouverez à l'autopsie des traces d'endocardite ancienne à l'orifice tricuspide et surtout à celui de l'artère pulmonaire;
on les rencontre, au contraire, le plus généralement aux
orifices mitral et aortique.

Toute lésion organique d'un des orifices du cœur, qu'elle
intéresse l'appareil valvulaire ou l'anneau fibreux auquel les
valvules s'insèrent, qu'il y ait un simple épaississement ou
bien les altérations les plus considérables, n'a le plus souvent
d'importance qu'en raison des changements qu'elle produit
dans les rapports physiologiques de l'orifice avec le courant
sanguin qui le traverse. Ces rapports ne peuvent être modifiés que de deux manières : tantôt les dimensions de l'ouverture de communication des deux cavités sont diminuées, c'est
le *rétrécissement;* tantôt les valvules altérées n'opposent plus
un obstacle suffisant au retour du sang dans la cavité qu'il
vient de quitter; on dit alors qu'il y a *insuffisance.* Suivant

l'orifice affecté, le rétrécissement ou l'insuffisance sera *mitral*
ou *aortique, tricuspide* ou *pulmonaire ;* l'altération des valvules sigmoïdes de l'artère pulmonaire ne s'observe presque
jamais en dehors d'une maladie congénitale.

La même lésion qui rétrécit un orifice a souvent pour effet
de déterminer aussi son insuffisance ; de là des modifications
complexes (rétrécissement avec insuffisance), qu'on doit
chercher à reconnaître si l'on veut prétendre à un diagnostic
rigoureux. Une maladie du cœur sera complexe encore si plusieurs orifices sont affectés en même temps, ce qui arrive lorsqu'à l'insuffisance mitrale, par exemple, se joint le rétrécissement ou l'insuffisance aortique, ou quand l'insuffisance tricuspide vient compliquer la lésion de l'orifice mitral, etc.

Ce simple énoncé suffit pour vous donner une idée de
quelques-unes des principales difficultés qu'on rencontre dans
le diagnostic des maladies du cœur. Jusqu'au commencement de ce siècle, et, malgré l'impulsion donnée par les
travaux des anciens médecins et de Sénac en particulier, on
n'avait guère comme élément d'appréciation que les données
séméiologiques fournies par l'analyse des symptômes généraux, et, par conséquent, peu de notions sur le siége précis
des lésions. Pour nous, plus heureux que nos devanciers,
nous devons aux signes précieux dont la science moderne
s'est enrichie le moyen de parvenir à un diagnostic en général beaucoup plus complet. Par ces mots diagnostic complet,
remarquez bien que je n'entends pas le diagnostic anatomique dont je vous vois vous contenter si facilement, et qui
consiste à dire : tel orifice est malade, il y a rétrécissement
ou insuffisance, sans tenir autrement compte des effets de la

lésion. Cela ne suffit pas, et, si nous voulons vraiment garder notre supériorité sur les anciens, il faut encore que, à
leur exemple, nous ne méconnaissions pas l'importance des
symptômes généraux, et qu'à la notion de la lésion nous
ajoutions, comme eux, celle de la maladie elle-même.

C'est là une considération sur laquelle je ne saurais trop
insister, car vous tomberiez dans l'erreur la plus grossière
si vous mesuriez la gravité de la maladie sur les seuls signes
physiques par lesquels elle se révèle. Dans quelques cas vous
voyez, avec les bruits morbides les plus intenses, le malade
n'accuser aucune souffrance, et la vie se prolonger indé-
finiment; d'autrefois, au contraire, la cachexie cardiaque
aura atteint le degré le plus avancé sans qu'aucun souffle
ait signalé la grave altération qui en a été le point de
départ.

En définitive, le diagnostic des maladies du cœur repose
à la fois sur l'examen direct de l'organe et sur l'analyse des
phénomènes généraux consécutifs au désordre des fonctions
cardiaques, et, pour y arriver, il est absolument nécessaire
de tenir également compte de la lésion locale et de l'état
général du malade. Comme vous ne pouvez atteindre ce but
qu'à l'aide d'une méthode rigoureuse, cherchons maintenant
la manière de l'appliquer et les résultats que vous devez en
attendre.

Arrêtons-nous d'abord sur les cas les plus ordinaires, et
supposons qu'il s'agisse d'une lésion d'orifice; l'auscultation
seule suffira, le plus souvent, pour en faire reconnaître
l'existence. Par le fait même de l'état pathologique des orifices, les conditions du courant sanguin qui les traverse sont

modifiées de telle manière que des bruits morbides s'ajoutent
aux bruits normaux ou les remplacent, et la lésion est ainsi
révélée à l'oreille par le caractère même du bruit perçu.
Mais ce n'est pas tout; vous pouvez encore de ce seul bruit
anormal tirer bien d'autres données séméiotiques; car si, non
contents d'en avoir reconnu l'existence, vous cherchez à
savoir le point précis où il a son maximum d'intensité, le
moment de la révolution cardiaque où il se manifeste, la
direction dans laquelle il se propage, vous serez dès lors
en mesure d'affirmer, non plus seulement l'existence d'une
lésion, mais son siége précis et le genre d'obstacle, rétrécissement ou insuffisance, qu'elle détermine. Or, ce sont là
précisément, pour ce qui concerne du moins le diagnostic
anatomique, les éléments principaux du problème que vous
aurez à résoudre et qui consiste, en définitive, à reconnaître
s'il y a ou non un bruit pathologique, et, lorsque celui-ci
existe, quelles sont les conditions de siége, de temps, de
propagation à l'aide desquelles il est possible d'établir sa
corrélation avec une lésion définie.

Maintenant, où et comment devez-vous chercher ces éléments si importants de diagnostic? Ici encore je me trouve
arrêté par la nécessité d'insister sur quelques notions d'anatomie et de physiologie qui vous faciliteront singulièrement
l'intelligence de tout ce qui a trait à la séméiologie des affections du cœur.

Quelques détails d'abord sur la topographie du cœur, et
principalement sur les rapports des diverses parties de cet
organe avec les points correspondants de la paroi thoracique.
Cette figure que je mets sous vos yeux et que, à l'exemple de

Gairdner (1), j'emprunte au grand ouvrage de Luschka (2), vous permettra d'apprécier d'un seul coup d'œil les plus importants de ces rapports,

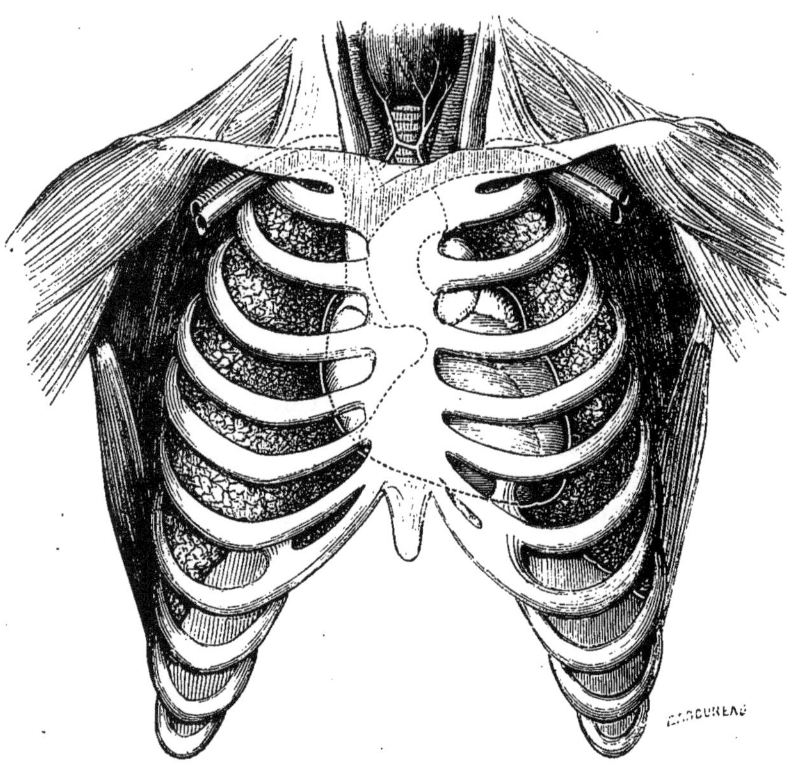

FIG. 1. — Rapports du cœur et des gros vaisseaux avec la paroi du thorax.

Le cœur, situé, comme vous le savez, dans le médiastin antérieur, dans une position oblique de haut en bas, de droite à gauche et d'arrière en avant, répond, dans la plus grande

(1) W. T. Gairdner, *Clinical medicine*, p. 583. Edinburg, 1862.

(2) Luschka, *Die Brust organe der Menschen in ihrer Lage*. Tübingen, 1857.

partie de son étendue, à la face postérieure du sternum et aux extrémités chondro-costales des deuxièmes, troisièmes, quatrièmes et cinquièmes côtes.

A cause de sa forme et de sa position, le péricarde, dont il est complétement enveloppé, circonscrit un espace triangulaire que limitent, par conséquent, trois lignes principales : la première et la plus courte, suit, quoique légèrement convexe en dehors, une direction presque verticale et s'étend de la partie la plus interne du second espace intercostal droit à l'articulation chondro-sternale de la cinquième côte du même côté ; la seconde, très-oblique de haut en bas et de droite à gauche, part du second espace intercostal gauche à 1 ou 2 centimètres du sternum, et, longeant le bord gauche du cœur, va se terminer au niveau de la pointe vers le milieu du cinquième espace de ce côté, s'écartant par conséquent de 5 à 6 centimètres du bord correspondant du sternum ; la troisième enfin, qui répond au bord inférieur du cœur est, comme lui, presque horizontale, et réunit les deux premières, offrant cependant une légère obliquité de droite à gauche et de haut en bas.

Les ventricules, et en particulier le ventricule droit, occupent la plus grande partie de l'espace que nous venons de circonscrire. Les limites du ventricule droit sont nettement indiquées sur la figure par un triangle dont le sommet atteint le second espace intercostal gauche au niveau du bord supérieur de la troisième articulation chondro-sternale ; l'angle de droite correspond à l'articulation de la cinquième côte droite avec le sternum, et le gauche descend un peu au-dessous du bord inférieur de la cinquième côte gauche, à 5 ou 6 centimètres du sternum.

Il résulte de ces rapports que le ventricule gauche ne répond que dans une petite étendue à la paroi thoracique, et qu'il n'occupe dans la région précordiale qu'un espace de 2 centimètres environ, suivant la ligne oblique qui la termine à gauche. D'où cette conséquence pratique que, dans les conditions physiologiques, la percussion ne donne que des renseignements très-imparfaits sur le volume du ventricule gauche, la matité obtenue étant presque exclusivement celle du ventricule droit.

Quoique située à la base du cœur, l'oreillette droite affecte avec le thorax des rapports assez étendus. A cause de la position oblique de l'organe, c'est elle qui en forme presque tout le bord droit. Une portion répond directement au sternum dans la partie circonscrite par le pointillé sur la figure; le reste déborde, à droite, dans les deuxième, troisième et quatrième espaces intercostaux jusqu'à la limite de la région précordiale de ce côté.

Comme le ventricule gauche, l'oreillette gauche n'a avec la paroi de la poitrine que des rapports fort restreints. Cachée presque entièrement par l'aorte et l'artère pulmonaire qui s'entrelacent au-devant d'elle à leur émergence des ventricules, elle ne laisse guère apercevoir que l'auricule qu'on trouve dans le second espace intercostal gauche, à 2 ou 3 centimètres du bord sternal correspondant; encore arrive-t-il souvent qu'elle est plus ou moins couverte par la partie antérieure du poumon, qui peut ainsi occuper une étendue assez considérable de la région précordiale.

Passons maintenant aux rapports qu'affectent les orifices du cœur soit entre eux, soit avec le thorax : question capitale en séméiologie cardiaque; car quelle déduction voulez-vous tirer de l'auscultation, si vous ignorez sur quelle partie de l'organe votre oreille est appliquée?

Quatre orifices se rencontrent à la base du cœur : deux pour la communication des oreillettes avec les ventricules, et deux pour celle de ces derniers avec les gros troncs artériels qui les continuent, l'aorte et l'àrtère pulmonaire. Séparés les uns des autres par un très-petit intervalle, ils sont situés sur un même plan oblique en bas et en arrière, de telle sorte que les orifices artériels sont en avant, et les auriculo-ventriculaires en arrière. Les premiers seuls sont donc en rapport assez direct avec le sternum, au niveau d'une ligne qui unirait les articulations chondro-sternales de la troisième paire de côtes vers leur bord supérieur. L'orifice aortique occupe à droite l'extrémité de cette ligne, c'est-à-dire répond à la troisième articulation chondro-sternale droite; celui de l'artère pulmonaire, à gauche et un peu plus haut, correspond à la partie la plus interne du second espace intercostal gauche.

L'orifice auriculo-ventriculaire gauche, situé en arrière et un peu à gauche de celui de l'aorte, n'a par conséquent que des rapports assez éloignés avec la paroi de la poitrine et à peu près au même niveau. Le bord libre de la valvule est à 2 ou 3 centimètres plus bas, et atteint le troisième espace intercostal gauche, à 1 centimètre environ du bord sternal.

L'orifice auriculo-ventriculaire droit, également en arrière, mais un peu au-dessous de l'orifice aortique, répond à la partie du sternum voisine du troisième espace intercostal gauche. Une ligne, tirée de ce point à la cinquième articulation chondro-sternale droite, indique la direction et la longueur de la valvule tricuspide.

Rappelons enfin, pour terminer, que du sommet tronqué du triangle répondant à l'extrémité supérieure de la région précordiale émergent les deux troncs artériels, l'aorte et l'artère pulmonaire. Immédiatement au-dessus des orifices correspondants, ils se portent, l'un contournant l'autre, l'artère pulmonaire en avant et à gauche, l'aorte en arrière et à droite, de manière à répondre à leur origine : la première à la partie interne du second espace intercostal gauche, et la seconde à la partie interne du même espace du côté droit.

Les conséquences pratiques que vous pouvez déduire de cet exposé sont des plus évidentes. Par la connaissance exacte des limites de la région précordiale, vous pourrez facilement apprécier, à l'aide de la percussion, les modifications générales ou partielles que le cœur pourra subir dans son volume, et les rapports des orifices avec la paroi thoracique vous permettront de localiser d'une manière précise le point de départ des bruits normaux ou pathologiques; d'où cet élément capital de diagnostic dans les affections du cœur, la détermination du siége de la lésion.

Après avoir demandé à l'anatomie des notions propres à nous renseigner sur le siége exact des bruits du cœur, c'est à la physiologie que nous allons maintenant nous adresser pour chercher à nous éclairer sur la signification qu'ils empruntent au moment de la révolution cardiaque pendant lequel ils se produisent. L'étude des relations qui existent entre les bruits normaux et les mouvements des

diverses parties du cœur nous permettra de résoudre assez
facilement ce problème.

La série des actes physiologiques dont se compose un
battement du cœur, c'est-à-dire ce qui se passe depuis le
commencement d'une contraction jusqu'à la contraction suivante, offre à considérer deux périodes distinctes d'activité
et de repos : la première répondant à la contraction des
parois, période de systole ; la seconde à leur relâchement,
période de diastole.

L'isochronisme le plus complet existe entre les mouvements des cœurs droit et gauche, dont les contractions ne
sauraient, en raison de leurs fibres unitives, être indépendantes. Il n'en est pas de même pour les oreillettes et les
ventricules de chaque côté, qui, à leur tour, se contractent
et se relâchent non plus simultanément, mais successivement. Voyons à préciser l'ordre et la succession de ces mouvements.

Nous arrivons en ce moment en face d'une question
regardée avec raison jusqu'à ces derniers temps comme l'un
des problèmes les plus difficiles de la physiologie, mais
résolue parfaitement aujourd'hui, grâce aux recherches
habiles de mon ami le docteur Marey, et de son savant col-
laborateur M. le docteur Chauveau.

Je mets sous vos yeux un tracé (1) qui leur appartient
et qui me paraît devoir clore toute discussion sur ce sujet.
Lisons-le ensemble, et en un instant vous vous rendrez parfaitement compte de la succession des actes mécaniques et
de leurs rapports réciproques ; et ici, remarquez-le bien,

____

(1) Marey, *Du mouvement dans les fonctions de la vie*, p. 142, fig. 37.

aucune chance d'erreur, car ces lignes, c'est le cœur lui-
même qui les a écrites.

Quoique obtenu chez le cheval, ce graphique, qui comprend une révolution et demie du cœur, offre des données
absolument applicables à l'homme.

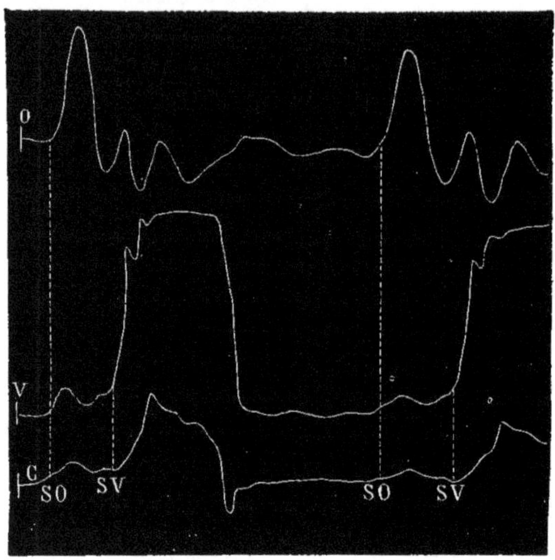

Fig. 2. — Graphique du cardiographe obtenu sur le cheval (Marey). —
O. Mouvement de l'oreillette droite. — V. Mouvement du ventricule droit.
C. Pulsation du cœur.

Une première ligne O donne le tracé de l'oreillette droite;
la seconde V celui du ventricule droit, la troisième C est
fournie par la pulsation cardiaque, c'est-à-dire par le choc de
la pointe du cœur contre la poitrine.

1° Chaque fois que les parois se contractent, le levier
s'élève et détermine l'ascension de la courbe; le contraire a
lieu dans le relâchement où la ligne s'abaisse plus ou moins

brusquement; dans le repos, enfin, celle-ci suit une direction presque horizontale. Donc, l'élévation de la courbe indique la contraction ou systole de la partie correspondante du cœur, et la chute, sa dilatation ou diastole. Toutes ces circonstances sont parfaitement manifestes dans les tracés où vous voyez successivement les courbes monter, descendre ou suivre une marche horizontale, et indiquer ainsi les périodes d'activité et de repos des diverses parties de l'organe.

2° Comme l'ensemble du graphique appartient à une même révolution du cœur, il est certain que, s'il y avait isochronisme entre les contractions de l'une et l'autre des portions de l'organe, l'ascension de la ligne serait simultanée et les saillies des diverses courbes se correspondraient exactement. C'est ce qui n'a pas lieu, car on voit de la manière la plus évidente se succéder, mais à intervalles très-courts, la systole auriculaire, celle du ventricule, et, enfin, le choc de la pointe du cœur.

3° D'après la ligne d'ascension, vous pouvez apprécier à la fois l'énergie de la contraction, et la résistance qui lui est opposée. Ainsi, la systole auriculaire est indiquée par une ligne ascendante oblique qui montre la faiblesse de la contraction ainsi que la tension qui résulte de l'accumulation du sang dans la cavité correspondante. Le tracé de la systole ventriculaire, au contraire, est presque vertical, comme on peut s'y attendre, avec le peu de résistance que le sang est capable d'offrir à l'action d'une puissance contractile aussi énergique.

4° Dans le tracé auriculaire, la ligne de descente est terminée lorsque commence la systole du ventricule; donc, l'oreillette n'a qu'une contraction faible et de courte durée, et elle est déjà dans le relâchement pendant la période d'activité ventriculaire.

5° Au contraire, la systole ventriculaire persiste un certain temps après que la ligne d'ascension a atteint son summum, comme le démontre le plateau très-accusé du tracé V qui précède la ligne de descente. Une série d'ondulations manifestes sur ce plateau répondent aux vibrations de la valvule auriculo-ventriculaire, et vous les retrouvez même sur la première courbe O, en raison des oscillations transmises à la colonne sanguine déjà versée par les veines dans l'oreillette.

6° Le tracé du choc précordial C, très-intéressant pour le physiologiste, est pour nous d'un moindre intérêt. Vous y constatez toutefois le fait d'un retard de la pulsation cardiaque sur la contraction ventriculaire, et, en même temps, le choc de la pointe du cœur contre la poitrine pendant la durée de la systole.

Jusqu'ici nous n'avons été conduits à admettre, dans les actes qui constituent une révolution entière du cœur, que la contraction et la dilatation : de là deux périodes, l'une d'activité, l'autre de repos. Il est une autre division que vous comprendrez parfaitement après les détails dans lesquels nous venons d'entrer, et qui est d'une importance capitale en clinique, c'est celle qui décompose en trois temps distincts chacune des pulsations. Le premier temps commence avec la systole ventriculaire et a la même durée; le second répond à la diastole ventriculaire; le troisième enfin est celui du repos ou du relâchement du cœur. La systole de l'oreillette, que nous savons précéder celle du ventricule, appartient à ce dernier temps et le termine.

A chacun des deux premiers temps correspond un bruit; le troisième n'en a pas, c'est le silence du cœur. Le premier bruit, ou bruit du premier temps, répond donc à la contraction ventriculaire et, pour cette raison, est dit *bruit systolique*. Il est sourd et prolongé, et, à peu de chose près, isochrone avec le choc précordial. On perçoit le second bruit quand commence le second temps, c'est-à-dire au début de la diastole ventriculaire; c'est donc un *bruit diastolique;* il est clair, superficiel et ne se prolonge pas comme le premier bruit.

Les deux bruits ne diffèrent pas seulement par leur timbre, leur durée et le temps où ils se manifestent : ils ont encore ce caractère important qu'ils offrent, dans un certain point de la région précordiale, leur maximum d'intensité. Quoique dus tous les deux au claquement valvulaire surtout (théorie de Rouanet), et se produisant par conséquent à des orifices très-voisins, ils ne sont cependant pas perçus l'un et l'autre sur la partie du thorax qui correspond au point où ils se développent. C'est à la base et directement que vous entendrez le bruit diastolique, tandis que vous devez, au contraire, chercher à la pointe du cœur le maximum d'intensité du bruit systolique. Ce dernier, né loin de l'oreille, lui est transmis à la fois par le courant sanguin et par la paroi ventriculaire appliquée pendant la systole contre le thorax.

Toutes ces données se trouvent parfaitement représentées dans ce schéma extrait de la *Clinique* de Gairdner, où l'auteur a ingénieusement réuni tous les éléments qui composent une révolution du cœur. Vous y voyez la succession et la durée relative des actions mécaniques qu'elle offre à étudier: systole, diastole et repos; la systole auriculaire terminant le

grand silence et précédant immédiatement la systole ventriculaire ; et dans l'intervalle des deux circonférences, les
bruits à leur temps et avec leur durée relative. Sur la cir-

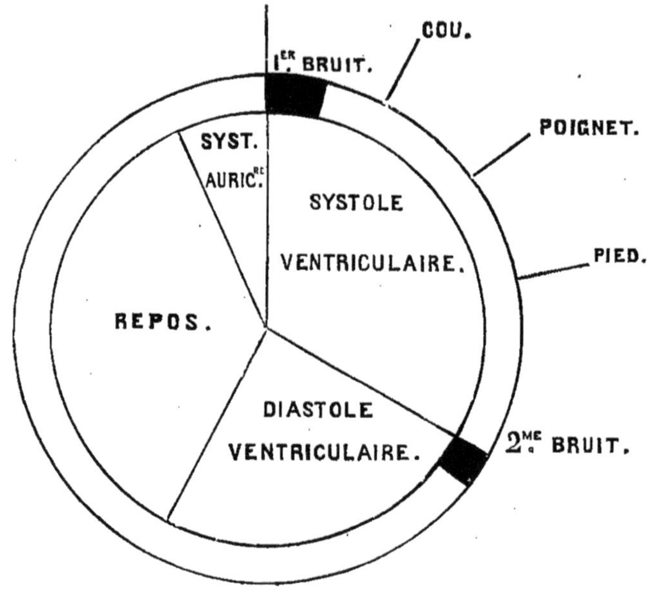

Fɪɢ. 3. — Succession et rapports réciproques des mouvements et des bruits
dans une révolution du cœur. — (Ext. de W. T. Gairdner, *Clin. médic.*,
p. 570.)

conférence la plus extérieure se trouve l'indication du pouls,
avec le retard plus ou moins considérable suivant la partie
où on l'explore.

Deux mots seulement sur le rhythme deš mouvements du
cœur que vous apprécierez surtout par la succession des
bruits. Le plus généralement, les trois temps dont se compose un battement du cœur ont une durée à peu près égale,
ce qui permet de représenter ce rhythme par une mesure

à trois temps : deux noires répondant au premier et au second temps, un silence au troisième. En dehors même de tout désordre des mouvements du cœur, vous pouvez rencontrer dans son rhythme des variations très-notables. Ainsi, que la circulation s'accélère, et vous voyez la mesure se rapprocher davantage de celle à deux temps par la diminution et même la disparition du grand silence; le contraire a lieu si les battements sont très-lents, le silence alors est prolongé, et les deux bruits plus rapprochés.

Par les considérations qui précèdent, vous avez pu apprécier qu'il est toujours possible, à l'état physiologique, de rapporter un bruit cardiaque à sa véritable origine. En est-il ainsi dans les conditions pathologiques? Oui, en général, car l'effet ordinaire d'une lésion d'orifice est de modifier plus ou moins le bruit normal; et de la même manière que nous avons pu déterminer les caractères des bruits physiologiques, nous allons arriver à l'interprétation des bruits pathologiques. Toutefois, comme il ne s'agit plus maintenant de reconnaître seulement l'existence et le siége d'un bruit, je dois vous indiquer aussi comment vous pourrez en préciser la signification séméiologique.

Comme les bruits normaux, ceux qui résultent des lésions d'orifices tirent leurs principaux caractères des circonstances suivantes : 1° du temps auquel ils appartiennent; 2° de leur siége et du point précis où ils sont perçus avec leur maximum d'intensité; 3° de la direction dans laquelle ils se propagent.

1° *Moment des bruits*. — Comme les bruits physiologiques,

les bruits morbides sont systoliques ou diastoliques, c'est-à-dire répondent au premier ou au second temps de la pulsation cardiaque. Comment pourrait-il en être autrement, puisque ce sont les mêmes actes mécaniques qui concourent au développement des uns et des autres ?

Occupons-nous d'abord du bruit systolique ; c'est, vous le savez, celui qui se produit pendant la contraction du ventricule.

A cet instant de la révolution cardiaque, le sang contenu dans la cavité ventriculaire en est violemment chassé par une contraction énergique. Des deux orifices qui la limitent, un seul, l'orifice artériel, lui est ouvert ; s'il n'existe aucun obstacle à ce niveau, l'écoulement se fait sans bruit et l'on n'entend que le claquement des valvules auriculo-ventriculaires (premier bruit) qui, en s'abaissant, ferment l'autre orifice. Donc, pendant la systole et dans les conditions physiologiques, aucun bruit de souffle. Supposez, au contraire, que l'ondée sanguine rencontre un orifice étroit et rugueux comme dans le rétrécissement aortique ; ou que le jeu des valvules auriculo-ventriculaires soit imparfait et permette au sang de refluer dans l'oreillette, ce qui constitue l'insuffisance auriculo-ventriculaire ; dans l'un et l'autre cas, un bruit de souffle accidentel, systolique, sera perçu indiquant le passage du sang par l'orifice rétréci, car, ainsi qu'on l'a dit avec raison, l'insuffisance n'est autre chose qu'un rétrécissement en sens inverse.

Ainsi, première conclusion : un bruit de souffle au premier temps, ou systolique, indique ou un rétrécissement de l'orifice artériel, le plus souvent de l'orifice aortique, ou une insuffisance auriculo-ventriculaire.

Passons au bruit diastolique, ou du second temps. Lors de la diastole ventriculaire, la cavité, jusque-là effacée, reprend en peu d'instants ses dimensions premières, et le sang y affluerait à la fois par les orifices auriculo-ventriculaire et artériel, si ce dernier ne présentait par l'abaissement subit de ses valvules sigmoïdes (deuxième bruit) un obstacle au retour du sang de l'artère dans le ventricule. Ce reflux n'est plus empêché quand l'orifice est insuffisant, et un bruit morbide, répondant à la diastole ventriculaire, c'est-à-dire au second temps, est perçu, indice de l'insuffisance des valvules de l'orifice artériel.

On peut avoir encore un bruit diastolique quand le sang, en coulant de l'oreillette dans le ventricule pendant le grand silence, rencontre à l'orifice qui les sépare un obstacle ou des rugosités; le passage se fait alors avec bruit, et le murmure est d'autant plus prononcé que les contractions de l'oreillette sont plus énergiques. Elles le sont souvent fort peu, de là un bourdonnement plutôt qu'un souffle véritable, mais le bruit ordinairement se trouve renforcé par la systole auriculaire, et, comme celle-ci précède immédiatement la systole ventriculaire (voyez plus haut les tracés), ce bruit lui-même précède de très-peu celui du premier temps et mérite vraiment le nom de *présystolique* qui lui est généralement donné.

Donc, et comme seconde conclusion, un bruit diastolique sera le signe d'une insuffisance artérielle, et, comme l'orifice de l'artère pulmonaire n'est qu'exceptionnellement atteint, presque toujours d'une insuffisance aortique. Quand le murmure est présystolique, il est ordinairement dû à un rétrécissement de l'orifice auriculo-ventriculaire.

2° *Siége et maximum d'intensité des bruits.* — Jusqu'ici nous n'avons déterminé encore que ce seul point, le moment de la révolution cardiaque auquel correspond le bruit morbide ; or vous avez dû remarquer que c'était là un indice insuffisant pour reconnaître l'orifice affecté. Avançons un peu, et vous verrez tout de suite combien le siége des bruits et le point précis où se rencontre leur maximum d'intensité peuvent devenir des guides sûrs pour localiser la lésion.

Un bruit systolique, comme vous le savez déjà, peut répondre à une insuffisance auriculo-ventriculaire ou à un rétrécissement artériel ; mais le siége du souffle à la base ou à la pointe du cœur permettra ordinairement d'établir à laquelle de ces deux affections on a affaire. De même aussi, la prédominance des bruits à droite ou à gauche fait reconnaître s'il s'agit d'une maladie du cœur droit ou du cœur gauche. En effet, d'après ce que vous savez des rapports normaux des orifices avec la paroi thoracique, il vous sera facile de conclure, pour ne parler que des cas les plus ordinaires, qu'un bruit de souffle systolique à la base et à droite résulte de la présence d'un rétrécissement aortique, tandis qu'à la pointe il répondrait à une insuffisance de l'orifice mitral. De la même manière, le bruit diastolique de la base permet de diagnostiquer une insuffisance aortique, tandis que s'il avait son maximum d'intensité vers la pointe, ce qui est relativement rare, ce serait un rétrécissement mitral.

3° *Direction et propagation des bruits.* — Malgré les données qui précèdent, on serait souvent embarrassé sur le siége précis des bruits morbides si l'on n'avait pour s'aider la direction dans laquelle ils se propagent. Voici en deux mots la loi de cette propagation : *dans toute lésion d'orifices, les bruits se propagent suivant la direction du courant sanguin.* Pour cette raison, vous ne chercherez pas le souffle cardiaque seulement à son point d'origine. S'il s'agit d'un rétréoissement aortique, vous le poursuivrez le long du trajet de l'aorte ascendante, c'est-à-dire le long du bord droit du sternum et dans le second espace intercostal correspondant, et vous l'entendrez encore parfaitement avec le stéthoscope appliqué sur la carotide. Dans l'insuffisance aortique, au contraire, et c'est là un signe peu connu sur lequel j'ai bien souvent appelé votre attention, la direction du bruit morbide sera toute différente : il se propage en descendant le long du sternum, quelquefois même jusqu'à l'appendice de cet os, et n'est nullement perçu dans l'aorte. C'est là une confirmation de la loi que je formulais tout à l'heure, car vous savez parfaitement que le souffle diastolique de l'insuffisance aortique résulte du reflux du sang de l'aorte dans la cavité du ventricule, d'où la direction de haut en bas du courant sanguin, et la propagation du bruit dans le même sens.

Dans les cas de lésion de l'orifice mitral, la transmission se fait de la base à la pointe du cœur, et c'est au niveau de celle-ci que vous trouverez le maximum d'intensité du souffle. Toutefois, le contact de la paroi ventriculaire avec le thorax au moment du choc précordial, et même pendant une grande partie de la durée de la systole, augmente l'aire de propagation des bruits, ce qui permet de suivre ceux de l'orifice mitral jusque dans l'aisselle, et de les isoler du bruit normal de l'orifice tricuspide qu'on perçoit nettement près du sternum.

Après les détails dans lesquels nous venons d'entrer sur la séméiologie des bruits cardiaques dans les lésions organiques des orifices, nous pouvons résumer de la manière suivante les résultats que donne la théorie d'accord avec les faits :

1° Bruit anormal au premier temps, ayant son maximum d'intensité à la pointe et se propageant vers l'aisselle : *insuffisance mitrale ;*

2° Bruit anormal au premier temps avec maximum à la base, se propageant dans l'aorte et les vaisseaux du cou : *rétrécissement aortique ;*

3° Bruit anormal au second temps, ayant son maximum à la base et se propageant de haut en bas le long du sternum : *insuffisance aortique ;*

4° Bruit anormal au second temps, précédant de très-peu le premier bruit, présystolique, avec maximum à la pointe et se propageant vers l'aisselle : *rétrécissement mitral.*

Ces propositions, vraies pour le cœur gauche, sont également applicables aux lésions du cœur droit. A cause de l'isochronisme de leurs mouvements, les bruits de souffle par lesquels elles se révèlent appartiennent nécessairement à un même temps pour une même altération d'un orifice homologue. La signification est donc la même pour l'un et l'autre côté du cœur ; il n'y a de différence que dans les caractères tirés du siége et du mode de propagation. Par conséquent, un bruit de souffle systolique avec son maximum d'intensité à la base, mais à gauche et sans propagation dans les artères du cou, sera le signe d'un rétrécissement de l'orifice pulmonaire (affection que vous n'observez guère que dans les cas de cyanose), tandis qu'un bruit morbide au même temps, perçu sur le sternum, près du quatrième espace intercostal gauche, répondra ordinairement à l'insuffisance de la val-vule tricuspide.

Telles sont, en définitive, les principales données séméio-logiques à l'aide desquelles, par l'analyse des bruits patho-logiques, vous pouvez arriver à préciser le siége et le carac-tère d'une lésion d'orifice, ce qui constitue le diagnostic anatomique. Ces notions vraies dans les cas où la lésion est simple, le sont également dans ceux beaucoup plus communs où elle est complexe. Vous savez combien il est ordinaire de rencontrer le rétrécissement uni à l'insuffi-sance; or, si vous vous rappelez que ce n'est pas au même temps que l'on perçoit le bruit de l'insuffisance et celui du rétrécissement, vous ne pouvez pas éprouver d'embarras sérieux, car les signes de l'une et l'autre de ces altérations ne sauraient se confondre, et, par l'auscultation, vous recon-naîtrez facilement ceux qui sont propres à chacune d'elles.

Il en sera absolument de même pour les cas dans lesquels des lésions multiples affectent plusieurs orifices; ce sont alors des combinaisons de bruits qui, à coup sûr, peuvent singulièrement compliquer le diagnostic, sans que vous ayez néanmoins aucun signe en contradiction avec ceux que je vous ai indiqués.

Ne vous attendez pas toutefois à la précision rigoureuse que la théorie semble indiquer, et, malgré la valeur très-réelle de l'examen direct de l'organe et de l'auscultation en particulier, ne vous étonnez pas trop si, arrivés une fois à l'application, vous vous trouvez dans certains cas assez em-barrassés. Pour ne prendre qu'un exemple, croyez-vous

qu'il vous sera toujours facile, lorsque les battements du
cœur seront irréguliers et tumultueux, de déterminer exactement le caractère systolique ou diastolique d'un bruit
anormal? Quant à ce bruit lui-même, n'aurez-vous jamais
de doutes sur son origine, et, avant de l'attribuer à une
lésion d'orifice, ne faudra-t-il pas que vous vous assuriez
qu'il n'est pas seulement anémique, ou même, si vous avez
reconnu son caractère organique, qu'il ne siége pas dans le
péricarde et non dans le cœur lui-même?

Ces diverses questions, que je ne fais que mentionner,
vous les résoudrez en faisant appel aux notions que fournit
la séméiologie générale des affections du cœur. Vous n'attendez pas de moi que je m'y arrête davantage, n'ayant que
quelques leçons à consacrer à l'étude clinique de ces maladies. Je réserve donc le diagnostic différentiel pour les cas
particuliers qui vous seront soumis, et je termine ici ces
considérations préliminaires, me proposant de commencer,
dès la prochaine conférence, l'histoire des principales formes
qu'affectent les maladies du cœur.

DEUXIÈME LEÇON

RÉTRÉCISSEMENT ET INSUFFISANCE DE L'ORIFICE AURICULO-VENTRICULAIRE GAUCHE

SOMMAIRE. — Analyse de deux cas d'insuffisance avec rétrécissement de l'orifice mitral ; ascite et œdème considérables ; valeur de ces symptômes. — Bruit systolique de l'insuffisance ; bruit diastolique du rétrécissement. Circonstances qui en expliquent la rareté ; bruit *présystolique*.
Symptômes appartenant plus spécialement à la lésion mitrale : 1° Rhythme des bruits ; 2° Caractère du pouls : pouls *mitral* ; 3° Phénomènes secondaires : hydropisies, congestions veineuses. — Hypertrophie et dilatation considérées comme lésions compensatrices. — Étiologie.

MESSIEURS,

Parmi les malades atteints de lésions organiques du cœur que vous trouverez en ce moment dans nos salles, il en est plusieurs chez lesquels l'ensemble des symptômes généraux ainsi que les signes physiques ne permettent pas de méconnaître l'existence d'une altération plus ou moins grave de l'orifice auriculo-ventriculaire gauche. Tels sont, en particulier, les malades des n°s 20 et 31 de la salle Sainte-Jeanne, et les n°s 6 et 23 de la salle Saint-Antoine, qui offrent les caractères les plus tranchés de l'affection mitrale, et que vous pourrez considérer par conséquent comme d'excellents spécimens de la maladie que nous allons étudier.

J'aurais certainement pu vous en indiquer encore quelques autres, par exemple, les n°s 8 de la salle Sainte-Jeanne et 10 de la salle Saint-Antoine ; mais ce sont là des cas complexes où, avec la lésion mitrale, vous constatez l'altération d'autres orifices et même des gros vaisseaux, et qu'il est bon de laisser de côté pour l'instant, sauf à les utiliser un peu plus tard, quand il y aura lieu.

Les malades dont je veux vous entretenir plus spécialement aujourd'hui sont les deux femmes couchées aux n°⁵ 6 et 23 de la salle Saint-Antoine. La première, entrée le 2 mai à l'Hôtel-Dieu, est une jeune femme de vingt-huit ans, exerçant la profession de couturière, qui présente déjà au plus haut degré, quoique la maladie ne date que de quatre mois, l'aspect si caractéristique auquel Corvisart avait donné le nom de *facies propria* des maladies du cœur. Chaque matin, vous voyez, en effet, cette malade assise sur son lit, soutenue dans ce décubitus à l'aide de plusieurs oreillers ; son ventre, énormément distendu, fait une saillie considérable sous les couvertures ; les membres inférieurs, également très-volumineux, offrent les signes les plus évidents de l'œdème. Elle n'a pas, il est vrai, la face turgide et ces dilatations variqueuses des petits vaisseaux, si communes chez les sujets dont la circulation centrale est depuis longtemps embarrassée ; son teint frappe plutôt par sa pâleur ; mais ses lèvres, légèrement bleuâtres, ont encore conservé un peu de la cyanose très-accusée qu'elle avait au moment de son entrée à l'hôpital.

De tous côtés, vous avez donc chez cette femme les preuves les plus certaines d'une gêne notable de la circulation veineuse : c'est d'abord la quantité considérable de sérosité épanchée tant dans la cavité péritonéale que dans le tissu cellulaire sous-cutané ; c'est aussi le gonflement des veines du cou, qui, flexueuses et sous forme de gros cordons bleuâtres, soulèvent la peau par des battements parfaitement appréciables à la vue; c'est enfin l'étendue même de cette distension des veines superficielles à laquelle participent aussi, depuis quelques jours, celles du bras, de l'avant-bras et de la main.

Je vous ai donné en quelques traits l'apparence générale de la malade, mais vous remarquerez que ce n'est pas la première fois qu'elle se présente à nous avec ces symptômes alarmants. Il y a environ trois mois, elle entrait déjà dans la même salle, la face cyanosée, la respiration haletante, le pouls misérable et très-irrégulier, offrant dès cette époque le même degré d'ascite et d'œdème des extrémités. Deux mois de séjour à l'hôpital ont suffi pour enrayer la marche de la maladie et faire disparaître à peu près complétement tous ces symptômes que de nouvelles fatigues ramenèrent bientôt avec leur intensité première.

Sans aller plus loin, comparez à la malade dont je viens de commencer l'histoire celle que vous voyez couchée en face d'elle au n° 23. Celle-ci est une blanchisseuse, âgée de cinquante-huit ans, entrée à l'Hôtel-Dieu le 27 avril, et comme la précédente, elle affirme n'être malade que depuis quatre mois et demi. Alors, pour la première fois, elle aurait commencé à enfler; jusque-là elle jouissait d'une très-bonne santé, n'avait jamais de palpitations, et elle attribue volontiers à son embonpoint, du reste très-considérable, un peu d'essoufflement qu'elle éprouvait dans les travaux de sa profession fatigante. Rien à signaler d'ailleurs dans ses antécédents qui paraisse se rapporter à la maladie dont elle est atteinte.

Chez elle, comme chez notre première malade, le gonflement a pris de suite des proportions considérables; aussi fut-elle obligée d'entrer bientôt à l'hôpital Lariboisière, où elle n'obtint presque aucun soulagement. L'hydropisie, au contraire, faisant de nouveaux progrès, après quelques semaines de séjour dans cet hôpital, elle passait presque directement à l'Hôtel-Dieu.

Vous vous rappelez tous l'impression que vous produisit, lors de son entrée dans notre service, le développement vraiment monstrueux qu'offraient le ventre et les membres inférieurs de cette malheureuse femme. Aujourd'hui même nous constations que le ventre, malgré une diminution assez notable, mesure encore 1 mètre 60 centimètres de circonférence, et cela donne à peine une idée de la masse énorme qui vient s'étaler sur les cuisses et les recouvrir jusqu'au delà des genoux.

Une bonne partie de ce volume tient évidemment à de l'ascite que vous reconnaîtrez facilement à la matité et à la fluctuation profonde; mais il faut tenir compte aussi de l'infiltration œdémateuse de la paroi abdominale qui, dans les parties déclives surtout, est très-considérable. Il existe en outre, au-dessus de l'ombilic, une large éventration qui a livré passage à une tumeur du volume d'une tête de fœtus à terme; de là la forme assez particulière de l'abdomen.

Aux membres inférieurs, même volume excessif. Les cuisses, cachées entièrement par la masse abdominale, offrent à leur face antérieure une sorte de concavité qui résulte du poids qu'elles ont à supporter. Les jambes présentent cette déformation qui rappelle assez exactement celle de l'éléphantiasis, et la pression du doigt y laisse, comme aux cuisses, l'empreinte caractéristique de l'œdème.

On pourrait s'attendre, avec un gonflement si considérable, à trouver la respiration extrêmement gênée, il n'en est rien cependant; la malade respire assez facilement et accuse même un sentiment de bien-être vraiment inexplicable dans de pareilles conditions.

Ajoutons que la face est légèrement congestionnée et sillonnée de nombreuses varicosités; le fond du teint est jaunâtre, mais sans coloration ictérique des conjonctives; sur la paroi abdominale se dessinent en lignes bleuâtres quelques veines assez fortement distendues; il y a aussi un peu d'œdème du bras droit.

Cet ensemble de symptômes que vous pouvez facilement reconnaître à l'examen le plus superficiel, suffit déjà pour que vous puissiez affirmer, chez ces deux malades, l'existence d'une maladie du cœur et soupçonner même le siége de la lésion.

Ces hydropisies si étendues et si considérables, cette distension si marquée des veines superficielles ne prouvent-elles pas, en effet, qu'il y a gêne manifeste de la circulation veineuse; et par cela même que l'épanchement séreux occupe toute la moitié inférieure du corps, pouvez-vous douter qu'il ne faille en rapporter l'origine au centre circulatoire luimême?

D'un autre côté, vous savez aussi, et l'expérience l'avait appris avant que la théorie en eût donné l'explication, que ces hydropisies et ces congestions veineuses sont les symptômes ordinaires de lésions affectant surtout les orifices, et en particulier les orifices auriculo-ventriculaires. Or, je n'ai pas besoin de vous rappeler que rien n'est plus rare que la maladie primitive de l'orifice auriculo-ventriculaire droit, tandis que les lésions mitrales sont, au contraire, d'une extrême fréquence; c'est donc, en définitive, à l'hypothèse d'une altération de l'orifice mitral que vous devez nécessairement vous arrêter, hypothèse d'ailleurs entièrement justifiée par les symptômes observés chez ces deux malades. Voyons maintenant si, en effet, l'examen direct de l'organe affecté confirmera le diagnostic que nous n'avons encore fait qu'ébaucher, et jusqu'à quel point les règles établies dans la précédente conférence trouvent ici leur application.

Chez la malade du n° 6, les signes sont évidents et faciles à percevoir. Malgré le refoulement du cœur par l'ascite, cet organe descend beaucoup plus bas qu'à l'état normal, et l'on voit la pointe battre à trois travers de doigt au-dessous et un peu en dehors du mamelon; le cœur a donc certainement subi une augmentation de volume très-notable.

La matité, cependant, n'est pas aussi étendue que l'abaissement de la pointe pourrait le faire supposer, ce qui tient simplement à ce que le poumon envahit la région précordiale et couvre une partie du cœur. Pas d'impulsion ni de voussure précordiales; seulement, au niveau de la pointe, un frémissement vibratoire très-manifeste.

A l'auscultation, vers la base du cœur, vous n'entendez que des bruits normaux et avec leur timbre éclatant; à la pointe, au contraire, il existe un bruit de souffle rude, systolique, que précède immédiatement un bourdonnement assez intense; ce dernier commençant à la fin de la diastole est par conséquent présystolique. L'un et l'autre de ces bruits ont leur maximum d'intensité à la pointe et se propagent vers l'aisselle; ils perdent de leur force et disparaissent même entièrement lorsqu'on se rapproche de la partie moyenne de la région précordiale.

La malade du n° 23 présentait également, au moment de son entrée à l'hôpital, les signes physiques les plus nets et les plus précis. Comme chez la première, il était, il est vrai, assez difficile de limiter le cœur par la percussion ; mais l'abaissement notable de la pointe et son choc en dehors de la ligne mamelonnaire ne permettaient pas de méconnaître un certain degré d'hypertrophie. L'oreille appliquée en ce point percevait, dans un espace très-circonscrit, un bruit de souffle assez rude, manifestement systolique, ayant, en un mot, tous les caractères du bruit morbide observé chez la précédente malade ; mais peu de jours après, ce signe avait complétement disparu, et aujourd'hui, quelque soin qu'on prenne à le rechercher, on n'entend plus qu'un bruit sourd et très-faible, aucun souffle proprement dit.

Ainsi, dans l'un et l'autre cas, on a pu constater l'existence d'un bruit anormal. Ce bruit, perçu au premier temps, c'est-à-dire pendant la systole ventriculaire, bruit systolique, siégeant à la pointe du cœur où il a son maximum d'intensité, se propageant du côté de l'aisselle ou tout au moins restant limité à la pointe, réunit par conséquent les caractères principaux que nous savons appartenir à l'insuffisance de la valvule mitrale. L'examen direct vient donc confirmer, chez ces deux malades, ce que leur aspect extérieur seul nous avait fait supposer, l'existence d'une lésion de l'orifice auriculo-ventriculaire gauche, et plus spécialement une insuffisance de son appareil valvulaire.

Mais est-ce là tout, et n'y a-t-il chez ces deux femmes que

de l'insuffisance? J'ai déjà eu l'occasion de vous faire remarquer combien est fréquente, dans les lésions d'orifices, la coïncidence de l'insuffisance avec le rétrécissement. Cela est vrai surtout pour l'orifice mitral, où l'altération valvulaire, qui s'oppose à l'occlusion parfaite de l'orifice (épaississement, soudure des valvules, végétations, dégénérescence calcaire, etc.), a le plus souvent pour effet d'en réduire plus ou moins les dimensions.

Le rétrécissement, dans ce cas, se révèle-t-il par quelque signe spécial et avons-nous des éléments suffisants pour établir si, chez nos deux malades, l'insuffisance s'accompagne ou non d'un certain degré de rétrécissement? Je n'hésite pas à répondre affirmativement pour la première, qui offre des signes positifs de rétrécissement. Je l'admettrais volontiers aussi chez la seconde, quoique le doute soit permis et qu'il n'y ait ici que simple présomption.

La théorie nous a montré qu'un bruit de souffle au second temps ou diastolique perçu à la pointe appartient au rétrécissement mitral et le caractérise. C'est, en effet, pendant que les parois du cœur sont dans le relâchement que le sang, cédant à l'impulsion qu'il reçoit de la *vis à tergo*, coule des veines pulmonaires dans l'oreillette, et de celle-ci dans le ventricule lui-même. On comprend parfaitement qu'un obstacle important dans ce parcours, et en particulier au niveau de l'orifice auriculo-ventriculaire, détermine la production d'un bruit anormal qui, par conséquent, sera perçu pendant la diastole ventriculaire, c'est-à-dire au second temps.

Ici se présente une difficulté sérieuse que je ne puis passer sous silence. Si vous cherchez, en effet, jusqu'à quel point les faits concordent avec la théorie, il vous arrivera de constater souvent avec le rétrécissement auriculo-ventriculaire, non pas un bruit diastolique, mais un bruit systolique comme dans l'insuffisance. Cela est si vrai que M. le professeur Bouillaud, dont personne à coup sûr ne contestera la haute autorité, donne le souffle prolongé de la pointe au premier temps comme le signe pathognomonique de cette altération valvulaire. C'est également le besoin de mettre la théorie d'accord avec l'expérience qui a conduit Beau à formuler celle que nous l'avons vu soutenir avec tant de talent et une conviction si profonde jusqu'à la fin de sa vie.

Les données cliniques seraient-elles donc en contradiction avec la théorie physiologique que je vous ai exposée et qui est aujourd'hui universellement admise? Eh bien, non ; car si vous pouvez, comme le soutiennent encore un certain nombre de médecins, entendre avec le rétrécissement auriculo-ventriculaire un bruit de souffle systolique, c'est qu'il y a en même temps que le rétrécissement une insuffisance qui est la seule cause du bruit anormal perçu. Aussi, que par extraordinaire le rétrécissement mitral n'offre pas cette complication dont l'anatomie pathologique montre l'extrême fréquence, et vous constaterez que le bruit pathologique est, comme la théorie le faisait pressentir, non pas au premier, mais au second temps. Pour vous en convaincre, lisez le remarquable mémoire publié dans les *Archives générales de médecine* (1853-1854), par mon éminent collègue M. Hérard, sous ce titre : *Des signes stéthoscopiques du rétrécissement de l'orifice auriculo-ventriculaire du cœur, et spécialement du bruit de souffle au second temps ;* vous y trouverez la démonstration clinique du fait que j'avance.

Mais alors, me demanderez-vous, pourquoi, lorsque le

rétrécissement mitral est si fréquent, rencontre-t-on si rarement le bruit diastolique qui le caractérise ? Vous en comprendrez facilement la raison si vous faites attention au peu d'épaisseur des parois qui pressent sur la colonne sanguine au moment de son passage à travers l'orifice rétréci. Pourquoi trouve-t-on toujours le bruit de l'insuffisance si intense et si prolongé ? Parce qu'il est déterminé par la contraction du ventricule lui-même, contraction d'autant plus puissante que celui-ci est souvent hypertrophié. Mais, pour le passage du sang de l'oreillette dans la cavité ventriculaire pendant la diastole, vous n'avez plus ces conditions favorables à la production d'un bruit. A l'état normal, l'orifice est traversé sans bruit, et, fût-il même rétréci, les choses se passeraient en général de la même manière, car l'oreillette, se dilatant au moins autant qu'elle s'hypertrophie, est rarement capable de donner une impulsion suffisante pour le produire.

Il est des cas cependant où un bruit anormal est bien évidemment lié à l'existence d'un rétrécissement mitral. D'après ce qui précède, vous ne devez pas vous attendre à le percevoir pendant toute la durée de la diastole. C'est ordinairement à la fin du grand silence, c'est-à-dire au moment où l'oreillette se contracte, qu'il est perçu ; il y aura donc un bruit présystolique qui, à cause de la coïncidence si fréquente du rétrécissement et de l'insuffisance, sera immédiatement suivi du souffle systolique et se confondra presque toujours avec lui ; de là l'erreur d'un certain nombre de médecins qui regardent encore le souffle du premier temps comme le caractère propre du rétrécissement auriculo-ventriculaire.

Ainsi, le bruit diastolique, avec maximum à la pointe, ne se rencontre qu'assez exceptionnellement. Cela, toutefois, ne lui ôte rien de sa valeur, mais ne permet pas de compter absolument sur ce signe pour le diagnostic du rétrécissement mitral. Il n'existe chez aucun des malades que vous avez en ce moment sous les yeux, pas même chez les deux femmes qui sont le sujet de cette conférence.

Je vous ai dit cependant que l'une d'elles, celles du n° 6, offre à la fois des signes de rétrécissement et d'insuffisance ; ce signe de rétrécissement, c'est le bourdonnement assez intense qui précède chez elle immédiatement le bruit systolique et que, à cause de son caractère, de son siége et du moment où il se produit, je ne puis rapporter qu'à un obstacle existant à l'orifice auriculo-ventriculaire. Ce n'est pas là, à vrai dire, le bruit présystolique dont je vous parlais il n'y a qu'un instant, mais vous trouverez dans le caractère même de la vibration le bruit du roulement ou de ronflement que M. Duroziez attribue avec raison au rétrécissement de l'orifice mitral.

Quant à la malade du n° 23, ce n'est pas à l'auscultation qu'il faut demander les éléments d'un diagnostic aussi précis que celui que nous discutons ; aujourd'hui, le bruit de l'insuffisance lui-même a disparu en raison de l'affaiblissement progressif des parois cardiaques ; nous ne pouvons donc pas espérer rencontrer chez elle celui du rétrécissement, s'il a jamais existé.

Quoique nous ayons déjà établi d'une manière à peu près certaine, au moins pour la première malade, l'existence d'un rétrécissement avec insuffisance de l'orifice auriculo-ventriculaire gauche, nous sommes loin cependant d'avoir épuisé tous les éléments de diagnostic.

Nous allons passer successivement en revue : 1° les modifications survenues dans le rhythme des bruits du cœur; 2° les caractères du pouls; 3° les phénomènes consécutifs résultant de l'obstacle apporté à la circulation cardiaque par la lésion mitrale.

1° *Rhythme des bruits.* — Outre les bruits morbides sur lesquels nous avons suffisamment insisté, vous noterez chez nos deux malades un désordre extrême des battements du cœur produisant la plus grande irrégularité dans le rhythme de ces bruits.

Irrégularité dans la durée des pulsations; inégalité dans la force de chacune d'elles; suspension momentanée, de manière à déterminer les intermittences véritables, tels sont les caractères de ce rhythme qu'il vous sera facile d'apprécier, soit par l'auscultation du cœur, soit par l'exploration du pouls.

L'insuffisance avec rétrécissement de l'orifice auriculoventriculaire gauche est la lésion qui répond le plus habituellement à ce désordre des mouvements du cœur qui constitue, même dans le diagnostic du siége de la lésion organique, un élément séméiologique de premier ordre.

Non pas, remarquez-le bien, que l'irrégularité des battements du cœur indique nécessairement l'existence d'une affection organique de ce viscère; vous rencontrerez souvent des sujets chez lesquels, accidentellement ou d'une manière permanente, leur rhythme normal est altéré sans que vous constatiez cependant un signe de lésion d'orifice, la santé n'étant d'ailleurs aucunement affectée. Mais ce n'est pas ce dont il s'agit en ce moment : ici, nous n'avons que

trop de preuves d'une lésion, et d'une lésion grave ; comment
se fait-il qu'elle puisse troubler ainsi la régularité des bruits,
alors que, si elle siégeait à un autre orifice, le rhythme n'en
serait nullement modifié?

C'est à l'insuffisance surtout que vous devez rapporter le
désordre des contractions cardiaques, quoique le rétrécissement prenne aussi quelque part dans sa production. Supposez, en effet, une large communication établie entre le ventricule et l'oreillette : au moment de la systole ventriculaire,
le sang qui devait être chassé en totalité dans l'aorte reflue
en grande partie dans l'oreillette ; mais celle-ci, de son côté,
est déjà distendue par le sang que lui apportent les veines
pulmonaires, et dont une partie seulement a pu franchir le
rétrécissement ; de là de véritables conflits dans les courants sanguins qui entraînent des irrégularités, des dédou-
blements, etc., caractéristiques de la double altération de
l'orifice mitral. Lorsque le rétrécissement domine, il est assez
ordinaire de rencontrer surtout des intermittences, ou ce que
M. Bouillaud appelle très-ingénieusement les *faux pas* du
cœur. Cela suppose un obstacle assez considérable pour que
le ventricule, parfois, ne reçoive que de très-petites masses
de sang et se contracte en quelque sorte à vide, sans que
ses bruits soient perçus.

2° *Caractères du pouls.* — Le rhythme des bruits du
cœur vous a déjà fait présumer une partie des caractères que
le pouls doit offrir dans la lésion mitrale. Dans les deux cas
que nous étudions, nous trouvons, en effet, le pouls irrégu-
lier, inégal, intermittent, traduisant exactement le désordre
des mouvements cardiaques. Ajoutez-y la petitesse et vous

aurez à peu près tous les signes que fournit l'exploration du pouls, signes tellement propres à l'insuffisance auriculo-ventriculaire gauche qu'il est désigné, dans ce cas, sous le nom de pouls *mitral*.

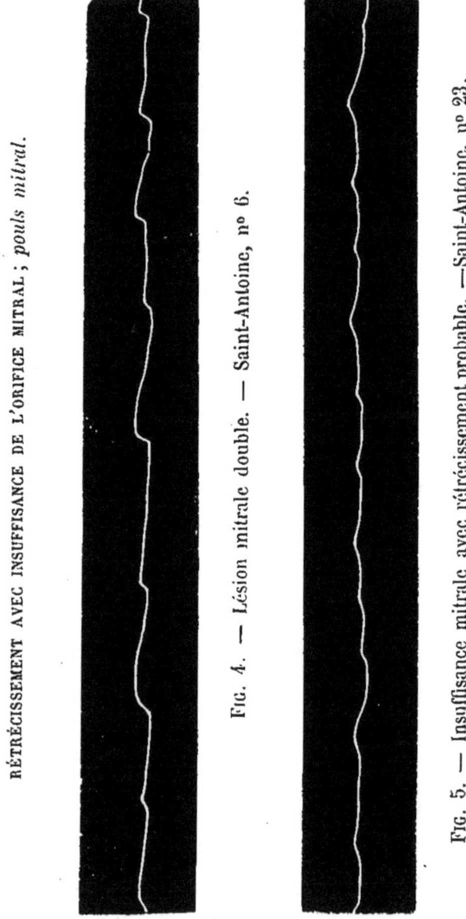

FIG. 4. — Lésion mitrale double. — Saint-Antoine, nº 6.

RÉTRÉCISSEMENT AVEC INSUFFISANCE DE L'ORIFICE MITRAL ; *pouls mitral*.

FIG. 5. — Insuffisance mitrale avec rétrécissement probable. — Saint-Antoine, nº 23.

On reconnaît facilement le pouls mitral dans les tracés sphygmographiques à l'inégalité des pulsations, preuve de son irrégularité; aux intermittences qu'il offre de distance en distance; et surtout au peu d'élévation de la ligne ascensionnelle qui en dénote la petitesse.

Il arrive assez souvent, quand l'insuffisance est très-considérable et la maladie avancée, que le pouls est assez misérable pour qu'on n'obtienne pas un véritable tracé; la diastole artérielle est trop faible pour soulever le levier, et la plume suit sur le papier un trajet presque rectiligne (fig. 5). Il est évident, dans ce cas, qu'il n'arrive plus au poignet une colonne de sang suffisante pour distendre l'artère, soit que la plus grande partie de ce liquide ait reflué dans l'oreillette, soit que le ventricule ait perdu la force contractile nécessaire pour le chasser jusque-là dans sa totalité.

L'une et l'autre de ces circonstances se présentent dans l'insuffisance de l'orifice auriculo-ventriculaire gauche, qu'elle soit ou non accompagnée de rétrécissement. Quant au pouls du rétrécissement mitral simple, il est assez difficile de savoir quel il est ordinairement, tant il est rare de le diagnostiquer indépendamment de l'insuffisance. Cependant, vous trouvez dans l'ouvrage de M. Marey plusieurs tracés de rétrécissement mitral dont voici d'ailleurs un spécimen :

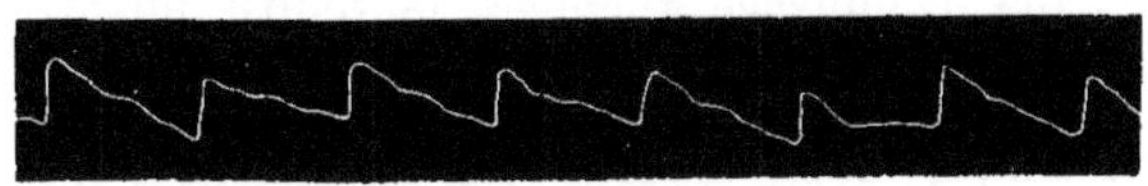

Fig. 6. — Pouls du rétrécissement mitral. (Marey, *Circulation*, fig. 207.)

Il diffère, vous le voyez, assez peu du pouls normal; on y remarque seulement quelques inégalités, et l'on ne trouve même pas la petitesse, seul caractère signalé par tous les auteurs, qui se conçoit du reste aisément, puisque le ventricule ne reçoit, par l'orifice rétréci, qu'une partie de l'ondée sanguine qui lui vient de l'oreillette.

Quant aux irrégularités et aux intermittences, elles appartiennent, comme je le disais il n'y a qu'un instant, plus spécialement à l'insuffisance.

3° Phénomènes consécutifs. — Les symptômes qui me restent à analyser se rapportent tous plus ou moins directement à l'obstacle apporté à la circulation dans les cavités gauches.

Le premier par ordre d'apparition, et c'est par là tout d'abord que l'attention est appelée vers le cœur, est l'œdème des extrémités inférieures. Passager et peu considérable dans les premiers temps, il ne se développe souvent qu'après les fatigues de la journée, et le malade ne le remarque d'abord qu'à cause de la difficulté qu'il éprouve à entrer dans ses chaussures. Ce n'est que plus tard que l'infiltration s'étend à tout le membre inférieur, et surtout qu'on arrive à constater du côté du ventre un certain degré d'épanchement avec les signes ordinaires de l'ascite. Il n'en a pas été ainsi chez nos malades qui affirment toutes les deux que, dès que les pieds ont commencé à enfler, le ventre lui-même à pris un volume considérable. Ce sont là des exceptions; mais, en même temps, vous y voyez les signes évidents d'une gêne très-accusée de la circulation veineuse, tant dans le système périphérique que dans celui de la veine porte.

Règle générale, l'hydropisie n'atteint ce degré et n'acquiert un développement aussi rapide que dans les affections auriculo-ventriculaires; or, comme celles de l'orifice tricuspide

sont exceptionnellement primitives, ce symptôme, quand il se
manifeste de bonne heure, indique donc presque toujours
une lésion mitrale grave.

C'est aussi avec l'altération de ce même orifice que vous
observerez, à une époque rapprochée du début, les congestions veineuses des principaux viscères, celle du foie en particulier que vous reconnaîtrez à l'augmentation de volume de
l'organe, à la sensibilité que la pression détermine dans la
région correspondante, souvent même à la présence d'un
ictère très-appréciable.

Vous avez eu maintes fois l'occasion de voir à l'amphi-
théâtre ces congestions permanentes du foie qui donnent à
l'organe un aspect tout spécial, ce qu'on appelle le *foie mus-
cade*, altération que vous vous garderez bien de confondre
avec la cirrhose proprement dite, quoiqu'on la désigne souvent sous le nom impropre de *cirrhose des maladies du cœur*.

Il n'est pas rare que la congestion s'étende jusqu'aux reins,
bien qu'elle y soit infiniment moins fréquente qu'au foie; de
là une albuminurie secondaire dont vous avez en ce moment
un remarquable exemple au n° 31 de la salle Sainte-Jeanne.
Vous remarquerez que, dans ce cas, la désalbuminisation du
sang vient augmenter encore la tendance aux hydropisies et
accélérer les progrès de la cachexie.

Mais l'organe qui subit le plus directement l'influence
fâcheuse de la gêne de la circulation cardiaque dans la lésion
de l'orifice auriculo-ventriculaire gauche, c'est à coup sûr le
poumon, et c'est lui qui, le plus souvent, vous offrira à la fois
les premiers et les plus importants symptômes secondaires
de maladie que nous étudions.

Soit que l'orifice rétréci ne permette pas à l'oreillette, et par contre aux veines pulmonaires qui communiquent directement avec elle, de se vider complétement pendant la durée de la diastole ; soit que pendant la systole ventriculaire, en raison de l'insuffisance valvulaire, une grande partie du sang reflue de leur côté ; soit enfin que ces deux circonstances se rencontrent en même temps, la tension augmente singulièrement dans l'oreillette d'abord, s'étend ensuite de proche en proche dans le système des véines pulmonaires, et de là gagne facilement les capillaires du poumon lui-même. Ainsi se trouvent expliquées la dyspnée et l'anhélation qui se manifestent au moindre effort et qui sont, en général, avec les palpitations et avant toute hydropisie, comme vous l'observez chez la malade du n° 23, les premiers symptômes par lesquels se révèle la lésion organique de l'orifice mitral.

Un peu plus tard, vous voyez survenir des congestions pulmonaires véritables qui prennent un caractère plus ou moins permanent, avec le catarrhe qui les complique habituellement. Bientôt aussi l'œdème pulmonaire, l'apoplexie même, comme vous venez d'en être témoins ces jours-ci au n° 27 de la même salle, ajoutent encore à la gravité des phénomènes thoraciques, et augmentent singulièrement la dyspnée. C'est alors que vous trouvez ces malheureux malades en proie à l'orthopnée la plus pénible, les lèvres cyanosées, la face turgide, le ventre et les membres inférieurs énormément tuméfiés, assis sur le bord de leur lit ou sur un fauteuil où ils sont obligés de passer les jours et les nuits sans pouvoir rester étendus un seul instant, et attendant ainsi le moment de leur délivrance. Tel est, en effet, le triste spectacle que vous avez le plus souvent sous les yeux quand vous assistez à la lente agonie des malades qui succombent avec une lésion organique de l'orifice auriculo-ventriculaire gauche.

Il semble que, une fois la lésion mitrale établie, les désordres graves de la circulation, qui en sont la conséquence directe, doivent se manifester immédiatement, d'où la marche progressive de la maladie et sa terminaison rapidement fatale. Or, vous savez tous parfaitement que telle n'est pas la marche ordinaire des maladies du cœur. Malgré les signes les plus évidents d'une lésion d'orifice à l'auscultation, quel qu'en soit d'ailleurs le siége particulier, il y a presque toujours une période plus ou moins longue pendant laquelle l'affection reste latente; et il n'est même pas très-rare, quoique cela s'observe moins fréquemment dans les maladies de l'orifice auriculo-ventriculaire gauche que dans celles de l'orifice aortique, de voir cette période se prolonger pendant un grand nombre d'années.

Mais alors comment comprendre, avec l'altération d'un organe aussi important et l'existence d'un obstacle permanent sur le trajet du courant sanguin dans les cavités gauches, une pareille immunité de la santé générale? C'est ce que je vais essayer de vous faire comprendre.

Pour que l'économie tout entière ne ressente pas immédiatement les conséquences fâcheuses de l'obstacle apporté à la circulation intra-cardiaque, il est nécessaire que le cœur trouve en lui-même des ressources suffisantes pour lutter avantageusement contre cet obstacle et que, en définitive, la circulation générale n'en soit que peu ou point affectée. Or, qu'arrive-t-il quand l'orifice auriculo-ventriculaire gauche est rétréci? Le sang contenu dans l'oreillette trouve à ce niveau

une ouverture insuffisante pour la quantité qui doit être dé-
bitée dans un temps donné, de là une résistance contre laquelle les parois de cette cavité ont à lutter incessamment.
Pour que la lutte soit efficace, c'est-à-dire pour que les
effets du rétrécissement soient compensés, il faut, de la part
de l'oreillette, un surcroît de travail, l'augmentation de ses
contractions, ce qui nécessairement entraîne son hypertrophie. C'est, en effet, ce qui a lieu tout d'abord, et cette
lésion secondaire, l'hypertrophie auriculaire dans le cas de
rétrécissement mitral, loin d'aggraver le mal, a pour conséquence de combattre les effets de la lésion primitive et mérite vraiment la qualification assez heureuse de *lésion salutaire* que Traube lui a donnée. Beau, du reste, exprimait
déjà la même idée, quand il appelait hypertrophie *providentielle* celle qui se développe ainsi derrière l'obstacle contre
lequel elle a à lutter.

De son côté, la dilatation joue, par rapport à l'insuffisance, le même rôle que l'hypertrophie par rapport au rétrécissement. Pour ne parler que de l'affection mitrale, au
moment où le sang, poussé par la systole ventriculaire, reflue
en partie dans l'oreillette, il y aurait bientôt une tension
exagérée dans tout le système des veines pulmonaires et
congestion des poumons, si l'oreillette elle-même ne se lais-
sait dilater pour recevoir et garder la quantité de sang qui lui
arrive en excès; cette dilatation secondaire devient ainsi
une lésion salutaire ou, comme on dit encore, une lésion
compensatrice de l'insuffisance mitrale, de la même manière
que son hypertrophie était tout à l'heure la lésion compensatrice du rétrécissement de l'orifice correspondant.

Toutefois, ne vous attendez pas à rencontrer dans l'oreil-

lette seulement les éléments de compensation. Quand l'insuffisance est considérable, le sang, chassé en quantité presque aussi grande du côté de l'oreillette que du côté de l'aorte,
crée bientôt dans le poumon un nouvel obstacle qui n'est
lui-même vaincu que par l'exagération des contractions du
ventricule droit, de sorte que l'hypertrophie du ventricule
droit se développe comme la lésion compensatrice de l'insuffisance mitrale. Les choses se passeront de la même manière
avec un rétrécissement considérable, à cause de l'accumulation de sang qui se fait dans l'oreillette; toutefois, les phénomènes de stase en amont de l'obstacle sont, en général,
infiniment moins accusés, car il n'y a plus, dans ce cas, le
reflux avec la force d'impulsion qu'il reçoit de la systole
ventriculaire.

Ceci même vous fera comprendre comment le rétrécissement, en modérant le reflux dans les veines pulmonaires,
peut, jusqu'à un certain point, s'opposer à quelques-uns des
fâcheux effets de l'insuffisance mitrale, de sorte que le rétrécissement avec insuffisance est quelquefois beaucoup moins
grave que l'insuffisance seule.

L'hypertrophie du ventricule gauche n'est pas une conséquence nécessaire de la lésion d'orifice que nous étudions.
S'il n'y a qu'un rétrécissement, la puissance contractile de
la paroi ventriculaire ne trouve à s'exercer que sur une ondée
peu volumineuse; donc pas de lutte et pas d'hypertrophie. De
même dans l'insuffisance, si elle est accompagnée de rétrécissement; car une partie seulement du sang accumulé dans
l'oreillette passe dans le ventricule pendant la durée de la
diastole. Dans l'insuffisance enfin, c'est la dilatation ventriculaire surtout qu'on observe; rien, en effet, ne s'oppose à

ce que, à chaque pulsation cardiaque, le ventricule lui-même
ne se remplisse de la quantité de sang en excès qui lui vient
de l'oreillette, et l'hypertrophie ne survient que beaucoup
plus tard, en raison de la surcharge habituelle du ventricule.

Maintenant que je vous ai expliqué de quelle manière les
altérations valvulaires du cœur gauche retentissent sur le
cœur droit et par quel mécanisme s'établit la compensation,
vous devez facilement comprendre que, malgré les signes
physiques les plus évidents, une maladie cardiaque puisse
rester pendant un temps fort long tout à fait latente.

Ce n'est, en effet, qu'après la rupture de la compensation
que se manifestent les phénomènes morbides importants dont
l'apparition indique que la gêne de la circulation intra-cardiaque n'est plus efficacement combattue. Le cœur s'est enfin
fatigué de la lutte ; à l'hypertrophie du ventricule droit a suc-
cédé la dilatation de sa cavité, et pour peu que cette d··· lta-
tion soit considérable, en raison de l'élargissement ··   ·ifice
auriculo-ventriculaire qui en est la conséqu··   alvule
tricuspide ne remplit plus qu'imparfai··   ice, de
sorte qu'à l'hypertrophie avec dilat···   oites se
joint encore une insuffisance ·

Sans que les choses en so   vous avez
déjà des indices d'une gêne nou   on veineuse
dans le développement de l'œdème des extremités inférieures
et dans l'ascite. Lorsque plus tard le cœur droit aura cessé
d'exercer son action compensatrice et laissé accumuler le
sang dans ses cavités largement dilatées, les symptômes de
cette stase veineuse s'accuseront davantage : les lèvres et les
extrémités alors se cyanosent, les veines du cou se dessinent

en gros cordons bleuâtres qui se vident avec difficulté, même lorsque par la pression du doigt vous empêchez le sang d'affluer des parties supérieures; et si la valvule tricuspide est devenue insuffisante, vous pouvez constater, comme chez un malade que nous étudierons plus tard, le phénomène connu sous le nom de *pouls veineux*. En même temps, à ces signes extérieurs se joignent des symptômes de congestion du côté de plusieurs organes splanchniques importants; vous les rechercherez surtout dans ceux qui sont les plus riches en vaisseaux et qui ont avec le cœur des relations physiologiques immédiates.

Ce sont là les phénomènes principaux qui caractérisent ce qu'on appelle l'*asystolie*, ou, en d'autres termes, cet état d'affaiblissement du cœur dans lequel la compensation est devenue insuffisante. Cette rupture de la compensation se traduit par un rapport inverse dans les conditions de la tension veineuse et de la tension artérielle, la première devenant alors, contrairement à ce qui se passe à l'état normal, beaucoup plus considérable que la seconde.

L'asystolie se rencontre surtout dans la cachexie cardiaque avancée, et quoiqu'on l'observe plus spécialement dans les maladies de l'orifice mitral, elle marque souvent la période terminale d'autres formes des maladies du cœur. C'est donc là une question capitale dans l'histoire de ces affections que je me réserve au reste de traiter plus complétement, et en vous mettant des faits sous les yeux, dans une de nos prochaines conférences.

Pour revenir à nos malades, vous avez vu que, chez elles, les signes et les symptômes concordent pour rendre indubi-

table l'existence d'une lésion considérable de l'orifice auriculo-ventriculaire gauche, où domine l'insuffisance unie
toutefois, au moins pour l'une d'elles, à certain degré de
rétrécissement.

Depuis plusieurs mois déjà elles ont dépassé cette période où la maladie reste latente, et vous les voyez
offrant toutes deux les signes d'une cachexie cardiaque assez
avancée. Malgré l'hydropisie considérable qu'elles présentent,
vous serez frappés de leur état tout particulier de bien-être.
Ce sont des malades douces, faciles, ne se plaignant que rarement et se faisant sur leur sort la plus grande illusion.
Leur appétit est conservé, les digestions sont bonnes, les
urines coulent facilement; elles ont peu de sommeil; pourvu
qu'elles ne gardent pas un décubitus horizontal, elles n'ont
que peu de dyspnée, et jamais nous n'avons observé chez
elles les douleurs vives et les angoisses qui appartiennent
aux lésions de l'orifice aortique ou de l'aorte elle-même.

Chez la malade du n° 23, il se fait depuis quelques jours
par les jambes un écoulement continu et assez abondant de
sérosité qui lui cause un soulagement notable. Fortement
distendue par l'œdème en cet endroit, la peau s'y est éraillée
par places, et de petites ulcérations, consécutives à l'irritation
qu'elle subit, se sont formées, remplaçant les piqûres qu'il
est souvent nécessaire de pratiquer artificiellement. Mais,
comme les piqûres, ces ulcérations peuvent devenir le point
de départ d'érysipèle ou même de gangrène qui précipite
en général le dénoûment fatal; aussi doivent-elles être l'objet
d'une surveillance attentive.

C'est, en définitive, avec l'ensemble des symptômes que nous
venons de passer en revue, et dans un état à peu près sem-

blable à celui que présentent les deux malades dont je vous ai rapporté l'histoire, que succombent le plus souvent, après un temps plus ou moins long, les sujets atteints d'affection mitrale. Si l'insuffisance domine, la terminaison est ordinairement rapide, les phénomènes d'asystolie plus accusés. Quelques malades sont assez heureux pour s'éteindre sans grandes souffrances; mais souvent aussi ils meurent après avoir éprouvé toutes les angoisses d'une longue asphyxie, agonie prolongée à laquelle ils assistent, gardant en général toute l'intégrité de leur intelligence jusqu'au coma des derniers moments, ou jusqu'à ce qu'une syncope termine brusquement leur triste existence.

Nous ne savons que peu de choses sur les causes qui, chez ces pauvres femmes, ont pu amener le développement de l'affection à laquelle elles ne tarderont probablement pas à succomber. Ni l'une ni l'autre n'offrent dans leurs antécédents aucune des maladies, le rhumatisme articulaire en particulier, qui peuvent se compliquer d'endocardite valvulaire.

Il y aurait peut-être lieu cependant, pour la malade du n° 23, de tenir compte de sa profession. Elle est blanchisseuse, et quoiqu'elle affirme n'avoir jamais eu de rhumatisme ni même de douleurs rhumatismales, on peut se demander si le froid humide auquel elle a été constamment exposée n'est pour rien dans le développement de sa maladie.

La jeune femme du n° 6 n'a jamais eu de rhumatisme et n'a pas été exposée au froid humide; mais elle a accouché deux fois à des intervalles assez rapprochés et a nourri elle-même ses deux enfants, et c'est au moment où elle donnait encore le sein à son enfant que, pour la première fois et brusquement, elle a été prise d'étouffement et de palpitations violentes, premiers symptômes de sa maladie de cœur qui n'ont précédé que de dix-huit jours l'apparition de l'œdème et l'ascite.

Voilà donc un cas qui n'est pas sans valeur et qui corrobore ce que je vous disais dans la première conférence sur la fréquence des altérations valvulaires chez les femmes fatiguées par des couches nombreuses et des allaitements prolongés.

Il me resterait à vous entretenir du traitement propre aux maladies de l'orifice auriculo-ventriculaire gauche, mais cette étude sera faite avec beaucoup plus de profit quand nous aurons passé en revue les affections des autres orifices ; je la renvoie après le parallèle que je me propose d'établir, en terminant, entre les diverses variétés des maladies du cœur.

TROISIÈME LEÇON

RÉTRÉCISSEMENT ET INSUFFISANCE DE L'ORIFICE AORTIQUE.

Sommaire : Étude des lésions anatomiques dans un cas d'insuffisance avec rétré
cissement de l'orifice aortique ; dilatation et dégénérescence athéromateuse
de la crosse de l'aorte. — Observation clinique d'un malade atteint de la
même lésion de l'orifice aortique.
Insuffisance aortique simple : mécanisme de sa production ; ses caractères ;
pouls de *Corrigan*.
Insuffisance avec rétrécissement ; signes qui permettent de reconnaître la double
lésion d'orifice ; tracé sphygmographique.
Parallèle entre les lésions mitrales et aortiques considérées dans leur symptomatologie, et dans la longue immunité que crée ordinairement dans ces dernières l'hypertrophie compensatrice.
Mort subite dans l'insuffisance aortique ; ses causes.

Messieurs,

Vous avez assisté, il y a quelques jours, à la longue et
pénible agonie d'une malade couchée au n° 27 de la salle
Saint-Antoine, qui succombait avec des symptômes d'oppression et d'anxiété extrêmes, après avoir rendu dans les derniers jours de sa vie des crachats sanglants et visqueux en
très-grande quantité.

Cette femme, âgée de cinquante-huit ans, cardeuse de
laine, était entrée à l'Hôtel-Dieu, le 27 avril, avec les signes
les plus évidents d'une altération complexe de l'orifice aortique, insuffisance avec rétrécissement. Mais ce n'était pas
là toute la lésion, car il y avait dans les deux pouls radiaux
une différence telle qu'elle donnait tout de suite à penser à
l'existence possible d'un anévrysme de l'aorte. Toutefois, en
l'absence d'autres signes de cette dernière affection (matité,
souffle, etc.), nous crûmes devoir rejeter cette hypothèse

tout en admettant, à cause de la différence des pouls, une altération de l'aorte. Vous verrez dans un instant que l'autopsie confirma en tous points le diagnostic qui avait. été porté.

Depuis le mois d'octobre dernier, cette malade était prise fort souvent, et d'une manière subite, tant au milieu de son travail que pendant la nuit, d'une douleur excessivement violente qui commençait au niveau de la pointe du sternum, remontait le long de cet os où elle se fixait et s'accompagnait d'un sentiment d'angoisse des plus pénibles, avec menace de suffocation. Ces accès ne duraient jamais plus de cinq minutes à un quart d'heure; mais à partir de son arrivée dans nos salles, ils se répétèrent avec beaucoup plus de fréquence et devinrent presque continus. En même temps se manifestèrent les symptômes d'une lente asphyxie ainsi que l'expectoration hémoptoïque, indices d'une apoplexie pulmonaire à laquelle la malade succombait le 16 mai, après quelques jours d'horribles souffrances.

Au moment de vous faire l'histoire clinique des maladies de l'orifice aortique, je ne puis m'empêcher de considérer vraiment comme une bonne fortune l'occasion qui m'est offerte de mettre sous vos yeux les lésions dont j'ai à vous entretenir que l'étude des pièces anatomiques elles-mêmes vous fera mieux comprendre que les meilleures descriptions.

Voici d'abord le cœur dont le volume est considérable et à la surface duquel vous trouvez une plaque laiteuse assez étendue. Le développement de l'organe résulte surtout de la dilatation de ses cavités où, pendant l'asphyxie prolongée qui a terminé la vie de la malade, une grande quantité de sang s'est accumulée et se retrouve à l'autopsie sous forme de caillots mous et noirâtres.

En même temps qu'il est dilaté, le ventricule gauche offre un certain degré d'hypertrophie, mais les parois restent flasques, et vous n'avez là ni l'épaisseur ni la résistance du cœur auquel on a donné le nom de *cor bovinum*. L'orifice auriculo-ventriculaire gauche a ses dimensions normales et n'offre aucune altération appréciable. Seule la valvule mitrale, parfaitement suffisante d'ailleurs, offre à son bord libre un épaississement qui s'étend jusque sur les cordages qui s'y insèrent.

Le seul orifice vraiment malade est l'orifice aortique. Si vous pratiquez une ouverture sur l'aorte et que vous regardiez de ce côté l'état de l'orifice, vous remarquerez qu'il est incomplétement fermé par les valvules sigmoïdes qui, malgré leur abaissement, laissent encore un orifice triangulaire et béant, ayant à peu près le tiers de la lumière de l'artère elle-même. Il va sans dire que l'eau qu'on versait dans l'aorte passait directement dans le ventricule à travers l'insuffisance des valvules. La non-occlusion de l'orifice aortique résultait de l'altération des trois valvules sigmoïdes qui semblent comme recroquevillées, et offrent à leur bord libre une rigidité qui leur ôte toute mobilité. Au niveau de leur insertion, on rencontre la dégénérescence calcaire la plus avancée.

Vous avez ainsi à l'orifice aortique la double lésion que nous allons étudier : le rétrécissement, car les valvules réunies par leurs extrémités forment une sorte de diaphragme qui ne laisse qu'une ouverture relativement assez étroite; et l'insuffisance, puisque ces mêmes valvules ne sont plus

capables d'interrompre la communication entre l'aorte et
le ventricule au moment de la diastole. Comme lésions secondaires, le cœur offre une dilatation considérable et à peu
près générale ; le ventricule gauche seul est hypertrophié en
même temps que dilaté.

Quoique nous n'ayons pas en ce moment à nous occuper
des maladies de l'aorte, je tiens à compléter l'exposition des
lésions que présente cette artère. Ce n'est point d'ailleurs
sortir entièrement de notre sujet, car les altérations de
l'aorte sont souvent l'origine de celles que l'on rencontre à
l'orifice artériel ; et, de plus, par les détails de cette intéressante autopsie, vous aurez à la fois la justification du diagnostic posé pendant la vie, et l'explication de certains phénomènes tout à fait insolites qui vous avaient vivement
frappés.

L'aorte, dont la crosse offre une dilatation uniforme mais
évidente, est, comme nous l'avions supposé, malade dans
une grande partie de son étendue. Sa surface interne est
comme tapissée de plaques athéromateuses et calcaires qui
la rendent inégale et rugueuse. Vers la partie moyenne de
l'aorte ascendante, à droite et en arrière, vous apercevez
plusieurs orifices arrondis peu distants les uns des autres,
les deux principaux ayant de 1 à 2 centimètres de diamètre et conduisant dans de petites poches anévrysmales
remplies par des caillots stratifiés. L'une de ces poches con-
tient un caillot de la grosseur d'une noisette et est bilobée.
Une autre, et la plus volumineuse, de forme allongée, pourrait loger une noix et communique avec une autre cavité
beaucoup plus petite.

Voilà bien des poches anévrysmales ; mais, par leurs

dimensions, la place qu'elles occupent sur le vaisseau et les caillots qui les remplissent, elles ne pouvaient offrir aucun symptôme propre à les faire reconnaître. Nous étions donc parfaitement autorisé à mettre sérieusement en doute l'existence d'un anévrysme de l'aorte et à ne diagnostiquer que la dégénérescence de ce vaisseau.

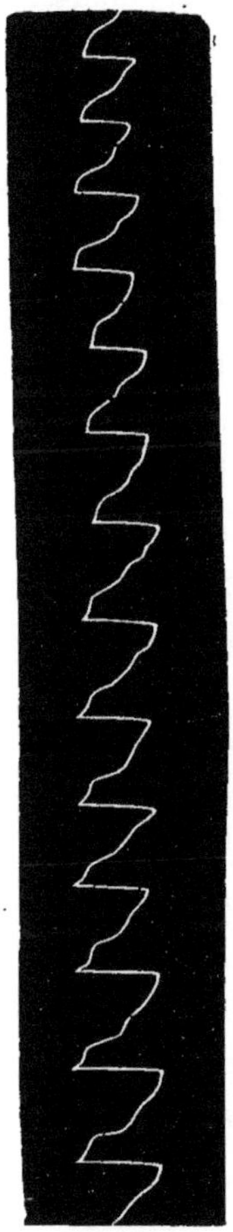

Mais quelle est alors la cause de la différence si marquée qu'offraient les deux pouls, différence telle, que l'un d'eux, au bras droit, donnait un tracé où l'on reconnaît de la manière la plus évidente les caractères du pouls de l'insuffisance aortique que je vais bientôt vous décrire (fig. 7), tandis que le bras gauche n'avait qu'un pouls presque insensible et incapable de produire aucun tracé? L'examen des lésions artérielles va nous en fournir l'explication et nous montrer en même temps qu'il n'y a pas que l'anévrysme de l'aorte qui modifie de la sorte les caractères du pouls.

A droite, vous voyez le tronc brachiocéphalique et les artères qui en partent, ne présentant que très-peu d'altérations et ayant leur diamètre normal.

Fig. 7. — Aorte athéromateuse et dilatée; insuffisance avec rétrécissement de l'orifice aortique — Saint-Antoine, n° 27. (*Pouls du bras droit.*)

A gauche, au contraire, et c'est là la particularité très-intéressante de ce fait, la carotide primitive et la clavière gauche sont, à leur origine, presque obstruées par la présence d'un athérome qui, sous forme de valvule à peu près circulaire, ne laisse passer dans la dernière de ces artères qu'un mince filet de sang de 2 à 3 millimètres d'épaisseur.

Passons rapidement sur les autres lésions anatomiques; les seules qui méritent de nous arrêter nous ont été offertes par les poumons. Tous deux étaient le siége d'une congestion intense et très-générale, plus prononcée cependant, comme toujours, dans les parties déclives. La plèvre droite contenait une certaine quantité de liquide séro-sanguinolent. Dans le poumon du même côté on trouve deux noyaux d'apoplexie. L'un de ces noyaux, dans le lobe inférieur et en dehors, a le volume d'un œuf de pigeon et fait saillie sous la plèvre. Le tissu pulmonaire, autour de lui, est affaissé et résistant ; on ne peut méconnaître à sa consistance et à sa coloration qu'il est de date relativement ancienne, et, à la coupe, il laisse échapper un sang noir et épais. Le rameau de l'artère pulmonaire qui y aboutit se trouve oblitéré par un caillot fibrineux dans une étendue de 2 à 3 centimètres. L'autre noyau, situé dans le lobe moyen et aussi en dehors, soulève également ment la plèvre qui offre une coloration noire en cet endroit. Son volume est celui d'un gros œuf de poule ; il est certainement beaucoup plus récent que le premier, car il a infiniment moins de consistance et sa surface lisse et noirâtre laisse échapper un sang noir moins bien coagulé.

Outre ces noyaux apoplectiques, vous voyez encore disséminés, tant dans le poumon droit que dans le poumon gauche, quelques points où la congestion a pris un caractère vraiment hémorrhagique.

Le foie et les reins n'offraient, comme altération, qu'une congestion assez marquée, mais rien de spécial à signaler.

Telles sont les lésions principales qui, avec celle de l'orifice aortique sur laquelle nous avons déjà suffisamment insisté, rendent parfaitement compte des phénomènes morbides observés dans les derniers jours de la vie de la malade. Vous remarquerez, en outre, qu'il y avait à la fois insuffisance et rétrécissement de l'orifice aortique, et une dégénérescence très-avancée de l'aorte elle-même, lésions que vous rencontrerez souvent réunies et dont je puis vous montrer en ce moment même un autre exemple chez une malade couchée au n° 8 de la même salle.

Ces cas, en définitive, assez complexes, se prêteraient mal à la description de la maladie que nous étudions. Heureusement vous en trouverez tous les caractères cliniques sur un malade entré, il y a quatre jours, au n° 18 de la salle Sainte-Jeanne. C'est homme dont je vais vous faire maintenant l'histoire, offre un très-beau type du rétrécissement avec insuffisance de l'orifice aortique. Avec les pièces anatomiques que vous avez devant vous, il vous sera facile de compléter les données qui vous seront fournies par la clinique.

Ce malade est un homme de quarante-trois ans, brun, de petite taille, dépourvu d'embonpoint, exerçant depuis longues années la profession de cordonnier. Son aspect extérieur n'est guère remarquable que par la pâleur du tégument et la teinte franchement anémique de la face.

Le principal symptôme dont il se plaint, et pour lequel il vient réclamer nos soins, consiste en des douleurs excessivement vives dont le siége est à l'épigastre et qui vont s'irradiant du côté de l'hypochondre droit. Elles se manifestent sous forme d'accès d'une durée d'une heure ou deux, quelquefois assez intenses pour déterminer des nausées et des vomituritions, quelquefois avec ténesme rectal, sans qu'il y ait jamais eu cependant de selles dysentériques. Ces symptômes, dont le caractère et la localisation font tout de suite penser à des coliques hépatiques, ne se sont jamais accompagnés d'ictère; mais toujours le malade éprouvait en même temps des palpitations extrêmement violentes.

C'est il y a deux ans que, pour la première fois, cet homme eut des accès qui paraissaent avoir été provoqués par des fatigues excessives et quelques libations. Il fit alors un séjour de six semaines à l'Hôtel-Dieu dans le service de M. Vigla; et, quelque temps après, à la campagne où il était allé achever de se remettre, on lui appliquait un large cautère au-dessous du mamelon gauche.

Depuis cette époque, il fut encore arrêté à plusieurs reprises, mais jamais plus de huit à dix jours à la fois.

Quelques mots sur l'étiologie de la maladie; les circonstances qui paraissent en avoir été l'origine sont trop remarquables pour que nous ne nous y arrêtions pas quelques instants.

Ce malade nous apprend qu'il est né d'une mère morte à quarante-cinq ans, avec de l'hydropisie des extrémités, et que lui-même, à l'âge de quatorze ans, il fut atteint d'un rhumatisme articulaire aigu généralisé qu'il avait contracté en travaillant pendant dix-huit jours et dix-huit nuits dans un puits. Il n'aurait été parfaitement guéri de cette affection rhumatismale, nous assure-t-il, qu'au bout de dix-huit mois; mais depuis cette époque, sujet seulement à des douleurs dans les articulations, il n'aurait jamais eu de nouvelles attaques de rhumatisme.

Il ne peut pas dire si dans sa longue maladie il a offert quelques symptômes du côté du cœur ; jamais, depuis lors, il n'aurait eu de palpitations et pouvait se livrer sans inconvénient à des exercices fatigants. Ce n'est qu'il y a deux ans, c'est-à-dire vingt-sept ans après l'attaque de rhumatisme articulaire aigu, qu'il a commencé à éprouver les symptômes cardiaques que nous venons de rapporter.

Ainsi nous trouvons dans les antécédents de cet homme atteint d'une lésion grave du cœur, plusieurs circonstances importantes à signaler : 1° Comme cause prédisposante, l'hérédité probable, si, comme il le dit, sa mère elle-même est morte avec une hydropisie des extrémités inférieures ; 2° une attaque de rhumatisme que sa durée insolite permet de regarder comme particulièrement sérieuse ; 3° le rhumatisme, reconnaissant pour cause déterminante l'action prolongée du froid et des fatigues excessives surtout pour l'âge auquel il a été frappé ; 4° enfin le très-long intervalle qui sépare le moment où le rhumatisme a exercé son influence sur le cœur en produisant l'endocardite, et celui où se sont montrés les premiers symptômes de la maladie de cet organe.

Étudions maintenant les caractères de la maladie et cherchons à l'aide de quels signes nous pouvons être conduits à en préciser le diagnostic.

Rien dans l'habitude extérieure du malade n'éveille l'idée d'une maladie du cœur ; vous n'y retrouvez ni le *facies propria* de Corvisart, ni l'œdème des membres inférieurs, ni l'ascite ; la peau offre seulement une pâleur remarquable. C'est donc au cœur lui-même qu'il faut vous adresser pour avoir les principales données séméiotiques, et vous verrez bientôt qu'elles ne vous manqueront pas.

En examinant la région précordiale, vous pouvez déjà constater deux signes d'une grande valeur : une voussure étendue de toute cette région et le soulèvement très-appréciable de la paroi à chaque battement du cœur. La vue seule permet aussi de reconnaître un abaissement considérable de la pointe dont le choc se fait au niveau du bord supérieur de la septième côte, à 2 centimètres au moins en dehors de la ligne abaissée du mamelon.

La percussion donne une matité qui s'étend, surtout en bas, bien au delà des limites normales; la matité est circonscrite dans un espace de 7 centimètres carrés environ et manque dans la partie supérieure de la région précordiale. Par la palpation, on perçoit un frémissement vibratoire des plus nets, en même temps que l'on sent les battements reconnus à la simple inspection.

L'auscultation, au niveau de la pointe du cœur, montre que les bruits y sont seulement un peu sourds, mais sans aucun bruit anormal. Il n'en est pas de même à la base, car en appliquant l'oreille au niveau de l'articulation chondro-sternale de la troisième côte droite, vous reconnaissez de suite que les deux bruits sont altérés, tous deux soufflants, mais avec un timbre d'une tonalité assez différente. Le bruit du premier temps est remarquable par sa rudesse; le bruit du second temps, au contraire, a le caractère doux, aspiratif, qu'offre presque toujours le souffle diastolique. Ce double bruit de souffle a son maximum d'intensité au point indiqué, c'est-à-dire au niveau de l'orifice aortique.

En auscultant les vaisseaux du cou, on perçoit nettement

le bruit du premier temps avec son caractère de rudesse, ce qui le distingue du souffle anémique; le bruit du second temps, au contraire, ne se propage pas du côté du cou, mais le long du sternum jusqu'à l'appendice xiphoïde, où on l'entend encore.

Arrêtons-nous maintenant sur les résultats que vient de nous donner l'examen du cœur, et voyons quelles conclusions vous devez tirer des signes si précis que nous avons obtenus.

Déjà l'inspection, la palpation et la percussion appliquées à la région précordiale nous conduisent à admettre nécessairement une hypertrophie considérable; c'est par cette lésion seulement que vous pouvez expliquer la voussure, les battements étendus à toute la région, et l'abaissement considérable de la pointe qui descend jusqu'à la septième côte. L'hypertrophie ventriculaire est confirmée encore par les données de l'auscultation; car si les résultats qu'elle fournit à la pointe sont en faveur de l'intégrité de la valvule mitrale, ils indiquent aussi, à cause du caractère particulièrement sourd des bruits, que les parois sont extrêmement épaisses.

Voici donc un premier fait établi, une hypertrophie considérable du cœur paraissant porter principalement sur le ventricule gauche. Quelle est, en second lieu, l'interprétation à donner aux bruits morbides reconnus à la base de l'organe?

Vous avez constaté en cet endroit un double bruit de souffle, c'est-à-dire qu'aux deux temps, les bruits normaux sont altérés. Or vous savez parfaitement, par les propositions que nous avons établies dans les considérations préliminaires, qu'un double bruit systolique et diastolique, quand il siége à la base et a son maximum d'intensité au niveau de l'orifice aortique, indique le rétrécissement et l'insuffisance de cet orifice.

Ce diagnostic est entièrement confirmé dans le cas actuel par le caractère des bruits et la direction dans laquelle ils se propagent. Ainsi, le bruit systolique est rude et se prolonge au loin dans les vaisseaux du cou; le bruit diastolique est doux et se propage dans une direction inverse du précédent, le long du sternum. La rudesse du premier s'explique suffisamment par la nature de l'altération et l'impulsion énergique donnée à la colonne sanguine, pendant la systole, par le ventricule hypertrophié; le caractère aspiratif du second, par la rentrée du sang dans le ventricule incomplétement fermé pendant la diastole. Quant à la direction différente des deux bruits, elle n'est que la confirmation de la loi que j'ai formulée dans la première conférence, à savoir : que la propagation des bruits morbides dans les affections cardiaques répond toujours à la direction du courant sanguin.

Ainsi, tous les signes physiques, dans le cas actuel, concourent à prouver l'existence d'un rétrécissement avec insuffisance de l'orifice aortique, lésion complexe que vous êtes à même d'apprécier parfaitement en considérant les pièces anatomiques que vous avez en ce moment sous les yeux.

Avant d'aller plus loin dans les détails de l'observation qui fait le sujet de cette leçon, je crois nécessaire de vous prémunir contre une erreur possible, et dans laquelle vous tomberiez aisément s'il vous arrivait de rencontrer des cas où les phénomènes fussent moins accusés. Je veux parler de

quelques faits rares où, avec une insuffisance aortique simple,
on perçoit cependant le double souffle systolique et diastolique de l'insuffisance avec rétrécissement.

Le fait de l'insuffisance isolée du rétrécissement est, il faut
que vous le sachiez bien, infiniment plus commun à l'orifice
aortique qu'à l'orifice auriculo-ventriculaire. Vous vous rappelez combien il nous a été difficile, lorsque nous nous oc-
cupions de l'affection mitrale, de faire la part de ce qui ap-
partenait à l'une et à l'autre de ces lésions; c'est que presque
toujours l'orifice auriculo-ventriculaire est primitivement et
directement affecté, et que la lésion qui rend la valvule
mitrale insuffisante a déterminé en même temps un certain
degré de rétrécissement. Il en est de même, il est vrai, pour
l'orifice aortique quand l'endocardite, comme dans le cas
actuel, est le point de départ de la maladie; aussi trouvons-
nous le rétrécissement uni à l'insuffisance. Mais d'autres
conditions peuvent se présenter.

Vous savez combien sont fréquentes, surtout à un âge
avancé, les dégénérescences athéromateuses de l'aorte. Sous
l'influence de cette altération, les parois de l'artère, qui ont
perdu leur souplesse et leur élasticité, se laissent souvent
assez distendre par l'impulsion de l'ondée sanguine pour
qu'une dilatation notable du vaisseau en soit la conséquence.
Un degré de plus dans la maladie, et vous avez la distension
même de l'anneau fibreux par lequel l'aorte se continue avec
le cœur, condition qui entraîne nécessairement, si la distension est un peu considérable, l'insuffisance des valvules sigmoïdes. Ici l'altération de l'orifice est secondaire, et les valvules elles-mêmes ne sont nullement malades; elles sont
seulement trop petites pour l'étendue de l'orifice qu'elles

sont appelées à boucher : il y a insuffisance aortique simple
et sans rétrécissement.

Dans d'autres cas, l'insuffisance sera simple encore, mais
l'appareil valvulaire sera lui-même le siége des lésions qui la
produisent. Ce sont le plus souvent des déchirures de valvules,
des échancrures de leur bord libre, la soudure de deux
d'entre elles, quelquefois leur froncement ou leur rétrac-
tion, etc., toutes lésions indiquant en général un processus
inflammatoire plus ou moins localisé, mais n'ayant pas atteint l'anneau fibreux lui-même, de manière à déterminer
cet épaississement dont l'effet eût été de rétrécir l'orifice.

Par cela même que l'orifice n'est pas rétréci, qu'il y a
seulement reflux du sang dans le ventricule gauche pendant
la diastole, l'insuffisance aortique simple sera caractérisée
par un seul bruit de souffle diastolique, siégeant à la base et
se prolongeant, comme nous l'avons déjà fait remarquer, le
long du sternum. C'est là, en effet, le signe presque pathognomonique de l'insuffisance aortique.

Il est des cas cependant, avons-nous dit, où, contrairement
à ce que donne la théorie, l'existence d'un double bruit de
souffle aurait pu faire supposer une lésion complexe de l'orifice, ce qui n'était pas. Ainsi, sur 16 cas d'insuffisance pure
relevés par J. Alvarenga dans son mémoire sur l'insuffisance
des valvules aortiques, 7 fois seulement le bruit diastolique
existait seul, 9 fois un bruit systolique accompagnait le bruit
du second temps. M. Gendrin, bien auparavant, avait fait aussi
la même remarque; le fait peut donc être regardé comme
parfaitement établi.

Admettrons-nous, avec Alvarenga, que le bruit systolique
est la conséquence d'un rétrécissement relatif de l'orifice, le

ventricule gauche dans ce cas étant souvent un peu dilaté?

Ne faut-il pas plutôt penser, avec M. Marey et M. Raynaud, que ce bruit résulte de l'abaissement que le sang subit tout à coup dans sa tension par suite de son reflux dans le ventricule gauche, ou bien encore l'attribuer, comme j'inclinerais volontiers à le faire, à l'anémie si commune dans cette maladie cardiaque? L'explication importe peu; mais ce qu'il faut éviter, c'est de tomber dans l'erreur où conduit l'existence d'un double souffle et de prendre pour une lésion complexe de l'orifice l'insuffisance pure.

Ceci nous amène à insister d'une manière spéciale sur les caractères qui appartiennent en propre à l'insuffisance aortique.

Après le souffle diastolique de la base, le signe le plus important que vous puissiez recueillir, signe à peu près pathognomonique dans cette affection cardiaque, est celui qui vous est fourni par les caractères du pouls.

Le pouls de l'insuffisance aortique est plein, bondissant, donnant sous le doigt une sensation de choc très-accusé; c'est le pouls si connu aujourd'hui sous le nom de *pouls de Corrigan*. Le développement exagéré de la pulsation artérielle n'est pas tout ce qu'elle offre de remarquable; malgré son ampleur, ce pouls est aussi extrêmement dépressible, de telle sorte qu'à peine le choc perçu, on sent tout à coup le pouls s'affaisser et l'artère semble disparaître sous le doigt; c'est ce que Hope a voulu exprimer en appelant ce pouls, pouls des artères non remplies (*pulse of unfilled arteries*); c'est aussi le pouls défaillant de Stokes. Ces caractères sont encore exagérés lorsque vous élevez le bras du malade; la brusquerie

de la diastole vous donne alors un choc vraiment compara-
ble à celui de l'expérience si connue du marteau d'eau, et la
dépressibilité est elle-même beaucoup plus manifeste.

Ce que le pouls de Corrigan donne de si particulier se trouve admirable-
ment reproduit dans les tracés sphyg-
mographiques, et l'on peut dire qu'il n'est pas de maladie où l'emploi du sphygmographe donne des résultats plus satisfaisants. Voici un tracé de pouls de Corrigan que nous avons re-
cueilli chez un homme dont vous con-
naissez déjà l'histoire et qui est atteint d'anévrysme de l'aorte ascendante (salle Sainte-Jeanne, n° 34).

Quoique l'insuffisance aortique, en raison même de la présence de l'ané-
vrysme, soit probablement secondaire, cela ne modifie en rien les caractères du pouls, qui, comme vous allez le voir, est dans ce cas vraiment caractéristique (fig. 8).

Les particularités que présente ce tracé sont les suivantes : 1° Une ligne d'ascension assez élevée et absolument verticale; 2° le plateau remplacé au sommet de cette ligne par un angle très-aigu formant une sorte de crochet; 3° la déclinaison rapide de la ligne de descente.

Tous ces caractères sont en concordance parfaite avec

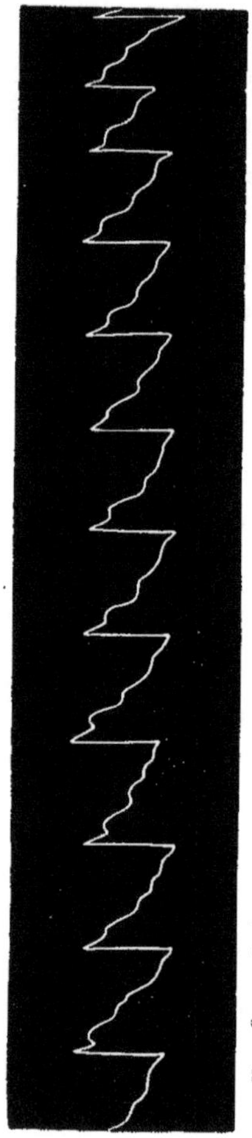

FIG. 8. — Anévrysme de la portion ascendante de l'aorte; insuffisance de l'orifice aortique. (Salle Sainte-Jeanne, n° 34.)

ceux que le pouls donne à la main ; reste seulement à les interpréter.

La ligne d'ascension verticale, qui ne fait que traduire le caractère bondissant du pouls, est l'indice certain d'un défaut absolu de tension artérielle. Celle-ci manque en effet, en raison même du reflux du sang dans la cavité ventriculaire pendant la diastole, de telle sorte que, au moment de la systole, la colonne sanguine trouve, pour me servir de l'heureuse expression de Hope, des artères non remplies qui ne lui opposent aucun obstacle ; de là, la brusquerie de leur expansion et le développement exagéré du pouls.

Mais vous n'avez pas oublié qu'à la plénitude succèdent immédiatement la mollesse et la dépressibilité. Regardez le tracé, et vous verrez, au sommet de la ligne ascensionnelle, un angle très-aigu indiquant la chute subite de l'impulsion. C'est le crochet considéré par M. Marey comme le signe pathognomonique de l'insuffisance aortique, car il ne peut se produire que si le sang revient dans le ventricule. Quand le retrait de l'artère est empêché par l'épaisseur des parois du vaisseau (artères athéromateuses), ou par un obstacle qui corrige jusqu'à un certain point les effets de l'insuffisance (rétrécissement aortique), le crochet peut être extrêmement court et même peu accusé ; mais vous le retrouvez à peu près constamment dans les tracés qui répondent à une insuffisance des valvules sigmoïdes.

L'inclinaison de la ligne de descente a beaucoup moins de valeur ; en général, la chute est d'autant plus rapide que l'insuffisance est plus accusée, de sorte qu'il serait possible, en rapprochant l'obliquité de cette ligne de la longueur du crochet, qu'on obtînt peut-être des notions assez exactes sur l'étendue et le degré de l'insuffisance ; c'est un point sur lequel il y aurait certainement des recherches à faire.

Un autre symptôme également caractéristique de l'insuffisance aortique est le battement extrêmement énergique dont sont animés quelques-uns des principaux troncs artériels. Quand le malade a le cou découvert et la tête un peu renversée en arrière, vous voyez les artères du cou se soulever avec force et ces pulsations s'étendre jusque dans celles de la face et du membre supérieur. C'est là évidemment un phénomène entièrement semblable à celui qui donne au pouls son caractère si spécial. L'expansion subite de l'artère, qui rend le pouls bondissant, imprime à une partie de l'arbre artériel un ébranlement qui se traduit par des *pulsations visibles;* si on les rencontre plus rarement et surtout à moindre degré dans les artères des membres inférieurs, il faut, avec Corrigan, l'attribuer à ce que celles-ci se vident plus difficilement dans l'aorte et par conséquent dans le ventricule.

Malgré la valeur considérable des deux symptômes que nous venons d'étudier dans la séméiologie de l'insuffisance aortique, je ne saurais cependant, à l'exemple de la plupart des auteurs, en faire des signes absolument pathognomoniques. Mon attention a été en effet appelée, dans ces derniers temps, sur quelques cas où, à la suite d'hémorrhagies abondantes et rapides, la diminution considérable de la tension artérielle donnait à la fois, comme dans l'insuffisance aortique, le pouls bondissant de Corrigan et les battements visibles des artères. La même chose s'observe également assez souvent dans la chlorose avancée.

Les artères fournissent encore deux signes importants de

l'insuffisance aortique : le frémissement vibratoire et un bruit de souffle sur le trajet de l'aorte ascendante et des vaisseaux du cou, quelquefois même dans toute l'étendue du système artériel.

En appliquant la pulpe du doigt suivant la direction d'une de ces artères, et principalement au niveau de la sous-clavière et à l'origine de la carotide, on perçoit souvent un frémissement vibratoire très-analogue au frémissement cataire, qui peut faire penser, en raison de son intensité, à une altération des parois de l'artère elle-même.

Au stéthoscope, ce frémissement est remplacé par un bruit de souffle intense, et ordinairement assez rude, que vous pourrez en général augmenter ou diminuer suivant la pression que vous exercerez sur le vaisseau. De ce fait découle l'explication de ce double phénomène, frémissement et bruit de souffle, que vous attribuerez, non pas à une lésion même de l'artère, mais aux différences de tension qui se produisent au-dessus et au-dessous du point comprimé. C'est de cette manière que, par l'exploration de l'artère crurale et avec une pression assez forte, on détermine le développement d'un double bruit de souffle dont la signification séméiologique a quelque valeur et dont nous devons la connaissance à M. le docteur Duroziez qui l'a découvert et décrit sous le nom de *double souffle intermittent crural.*

En résumant les signes principaux qui appartiennent à l'insuffisance aortique pure, nous trouvons particulièrement pour la caractériser : 1° Un bruit diastolique à la base se prolongeant le long du sternum ; 2° le pouls bondissant ou de Corrigan ; 3° les battements visibles des artères du cou ; 4° le frémissement vibratoire et le souffle perçus dans une certaine étendue du système artériel, et spécialement le double souffle crural de Duroziez.

Ceci posé, revenons à notre malade, et voyons en quoi les signes qu'il présente diffèrent de ceux qui se rapportent à l'insuffisance; il nous sera facile dès lors de déduire de l'observation les phénomènes propres au rétrécissement.

1° Outre le bruit du second temps, ce malade nous offre un bruit systolique très-accusé, ayant son maximum d'intensité à l'orifice aortique, et se propageant dans les vaisseaux du cou. N'était son caractère de rudesse, nous ne serions peut-être pas autorisés à conclure au rétrécissement, car vous vous rappelez que dans les faits d'Alvarenga le double bruit de souffle existait; mais en l'absence du rétrécissement le premier bruit morbide est toujours doux, contrairement à ce que nous observons ici où il est assez intense et assez rude pour que plusieurs fois nous ayons perçu à la base du cœur un véritable frémissement cataire.

2° La percussion donne une matité très-étendue, et, de plus, la pointe du cœur est assez abaissée pour atteindre le bord de la septième côte. C'est le signe d'une hypertrophie considérable avec dilatation que vous rencontrez surtout quand la lésion de l'orifice est complexe. Dans l'insuffisance simple, il y a généralement plutôt de la dilatation que de l'hypertrophie, l'obstacle à l'orifice aortique entraîne nécessairement une hypertrophie ventriculaire dont le mécanisme est trop évident pour que j'aie besoin d'y insister d'une manière particulière.

3° Le pouls de l'insuffisance est notablement modifié par le rétrécissement. Il a toujours le même caractère vibrant;

mais il est beaucoup moins développé, moins bondissant, et en même temps qu'il perd de son ampleur, il est aussi moins dépressible. Ce sont, en un mot, les caractères du pouls de l'insuffisance unis à ceux du pouls du rétrécissement aortique ; d'où un pouls généralement petit, dur et parfaitement régulier.

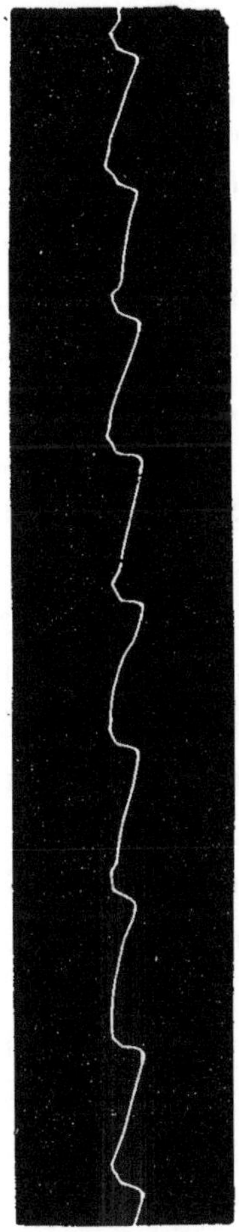

Vous apprécierez facilement les modifications que le rétrécissement imprime au pouls de l'insuffisance, en jetant les yeux sur le tracé que nous avons obtenu chez notre malade (fig. 9). La ligne d'ascension y est peu élevée, le crochet, qui existe manifestement à certaines pulsations, à peine accusé ; un plateau évident indique une tension soutenue et probablement l'état athéromateux de l'aorte ; la ligne de descente montre que le retrait de l'artère se fait lentement, mais d'une manière continue. A part le crochet, ce pouls offre donc le type du rétrécissement aortique et montre que c'est bien, chez cet homme, l'affection dominante.

Fig. 9. — Rétrécissement avec insuffisance de l'orifice aortique. (Salle Sainte-Jeanne, n° 18.)

Parmi les particularités remarquables de cette observation, il est une circonstance sur laquelle je veux appeler maintenant votre attention, c'est cet intervalle de vingt-sept années entre le moment où le cœur a été atteint et celui où se sont manifestés les premiers accidents. Il n'y a là, remarquez-le bien, aucune anomalie, et dans cette longue immunité vous devez voir encore un caractère propre à l'affection de l'orifice aortique. A quoi tient cette immunité? Évidemment au développement de cette lésion salutaire, de l'hypertrophie providentielle dont je vous entretenais dans notre dernière conférence, qui sert à atténuer ou plutôt à compenser les fâcheux effets de la maladie de l'orifice.

Ici le ventricule lutte directement contre l'obstacle et rien ne s'oppose à son hypertrophie; aussi le rétrécissement aortique est-il, de toutes les lésions cardiaques, celle qui entraîne l'hypertrophie la plus considérable, et où l'on rencontre le plus souvent ce volume excessif de l'organe qui lui a mérité le nom de *cor bovinum*. Lorsque le rétrécissement est compliqué d'insuffisance, le développement du cœur est à son maximum, car à l'hypertrophie se joint la dilatation. Dans l'insuffisance pure au contraire, il n'y a en général que peu d'hypertrophie; c'est la dilatation qui domine. Ces altérations secondaires montrent, en définitive, que le cœur s'est accommodé aux conditions nouvelles qui lui étaient faites, et tant que son action compensatrice a pu s'accomplir d'une manière satisfaisante, aucun symptôme particulier ne s'est manifesté.

Cependant, par cela même que le cœur est obligé à un surcroît de travail et que son volume augmente dans des proportions considérables, vous voyez tôt ou tard, comme chez notre malade, survenir des palpitations souvent extrêmement violentes, et beaucoup plus accusées qu'elles ne sont ordinairement dans les affections mitrales.

Il est un autre symptôme plus spécial à la maladie de l'orifice aortique, ce sont des douleurs excessivement vio-

lentes, accompagnées d'un sentiment d'angoisse ou de défail-
lance, qui rappellent assez bien, quand elles ne la simulent
pas entièrement, l'angine de poitrine. Comme l'angine de
poitrine, ces douleurs éclatent subitement, reviennent par
accès et siégent vers le milieu du sternum; mais il est assez
rare que les malades accusent la barre transversale et la
propagation dans le bras gauche, caractéristiques de l'angine. Vous en avez eu des exemples remarquables dans les
deux faits que je vous ai rapportés dans cette leçon; la localisation toutefois est moins évidente pour le second malade
chez lequel les douleurs éclatent à l'épigastre et se prolon-
gent du côté de l'hypochondre gauche.

Quelle est la valeur de ce symptôme? Elle est énorme, car
vous ne le rencontrerez que dans les affections qui intéressent l'orifice aortique ou l'aorte à son origine (dilatation,
anévrysme). Névrose douloureuse du plexus cardiaque et
symptôme d'une lésion qui occupe la partie de l'artère avec
laquelle ce plexus a les connexions les plus intimes, elle
manquera nécessairement dans les lésions mitrales, ce qui
constitue un caractère différentiel important.

Quant aux irradiations qui s'observent chez notre malade
du côté de l'épigastre et du côté de l'hypochondre, rappelez-vous le réseau inextricable que forment ensemble le
grand sympathique et le pneumogastrique dans le plexus
cardiaque, et vous n'aurez point de peine à comprendre
comment les douleurs peuvent également se propager du
côté de ce dernier nerf; c'est du moins l'explication qui me
paraît la plus plausible.

Les malades atteints d'une lésion simple ou complexe de

l'orifice aortique n'offrent pas, au moins pendant un temps
assez long, l'aspect extérieur qui fait reconnaître de suite
l'existence d'une maladie du cœur. Je vous ai fait remarquer
combien notre malade était pâle et décoloré, et combien
chez lui les signes de l'anémie étaient évidents. Comme les
anémiques aussi, il se plaint de vertiges, de bourdonne-
ments d'oreilles, de céphalalgie, et pas plus que chez les
anémiques ces symptômes ne sont l'indice de congestions
vers la tête; une déplétion sanguine pourrait avoir des
résultats déplorables.

Malgré l'apparence d'une exagération de l'activité circulatoire, malgré ce pouls développé, ces artères bondissantes,
la circulation périphérique est cependant insuffisante, et il
n'arrive à la surface, comme le témoigne la décoloration des
tissus, qu'une quantité de sang trop minime pour les besoins
de la nutrition. La cause de cette anémie est des plus évidentes, c'est le reflux dans la cavité ventriculaire d'une partie
de la colonne sanguine dont le volume souvent est déjà singulièrement réduit par le rétrécissement.

Vous n'hésiterez donc pas, dans ces conditions, à rapporter la plupart des troubles nerveux observés bien moins à de
la congestion qu'à un défaut d'irrigation cérébrale. Je ne
fais de réserves que pour certaines congestions accidentelles,
et plus ou moins passagères, qui ne sont pas extrêmement
rares dans les maladies de l'orifice aortique; elles résultent
probablement d'une irrégularité dans la distribution du sang
en rapport avec l'exagération de l'activité circulatoire;
exemple : la fréquence des hémoptysies que Bamberger a
notées dans la moitié des cas pour ce genre d'affections.

Jusqu'ici nous avons vu la lésion de l'orifice aortique

donner à la maladie cardiaque un cachet assez spécial pour
que les sujets qui en sont atteints n'aient dans leur habitude
extérieure rien ou presque rien de l'aspect ordinaire des
maladies du cœur. Non-seulement il en sera ainsi tant que
durera la période latente de la maladie, et nous savons déjà
qu'elle peut se prolonger fort longtemps, mais, jusqu'au
moment où se manifestent les premiers symptômes de la
cachexie cardiaque, elle conserve sa physionomie propre
qu'elle doit à la facilité avec laquelle le ventricule compense
la lésion contre laquelle il a besoin de lutter.

Il arrive cependant un instant où les parois affaiblies de
l'organe ne conservent plus une énergie suffisante pour le
surcroît de travail qui leur est imposé; elles cèdent et se laissent distendre par le sang qui s'accumule dans ses cavités.
Dès lors, les conditions de la circulation centrale sont entièrement changées et deviennent absolument les mêmes que
dans l'affection mitrale; elles donnent donc lieu aux mêmes
symptômes : œdème des extrémités, ascite, congestions passives, etc., jusqu'à l'asystolie, si commune dans la période
terminale des maladies du cœur.

Les maladies de l'orifice aortique peuvent donc se terminer
à la manière de celles qui affectent d'autres orifices, avec
des phénomènes d'asphyxie suivis de mort lente; mais il est
un autre mode de terminaison plus spécial à l'insuffisance
aortique, c'est la mort subite. Tandis que l'on peut en
quelque sorte suivre pas à pas les progrès de la maladie dans
la lésion mitrale et en prévoir plus ou moins longtemps à
l'avance le dénoûment fatal, c'est souvent d'une manière
inopinée et avec les apparences de la santé que les sujets

atteints d'insuffisance aortique tombent comme foudroyés, frappés au milieu de leurs occupations ordinaires, à l'occasion d'un effort, d'une fatigue, d'une émotion vive, quelquefois même sans cause appréciable.

Cette terminaison par la mort subite sur laquelle, dès 1842, Aran avait appelé spécialement l'attention des observateurs, que M. Briquet, en 1856, signalait dans une intéressante communication à la Société de médecine de la Seine, a été tout particulièrement étudiée par mon collègue et ami le docteur Mauriac, qui en a fait, en 1860, le sujet de sa thèse inaugurale. Dans cet intéressant travail, M. Mauriac s'est appliqué surtout à rechercher par quel mécanisme le cœur suspendait ainsi brusquement ses fonctions chez les sujets atteints d'insuffisance aortique; et par une discussion très-habilement conduite, il arrive à faire jouer le principal rôle dans la pathogénie des accidents de la maladie aux troubles qu'elle entraîne dans la circulation propre du cœur.

La situation des artères coronaires dans l'épaisseur même des parois du cœur, et leur ouverture dans l'aorte un peu au-dessus de l'insertion des valvules semi-lunaires, met la circulation artérielle du cœur dans des conditions toutes spéciales. Le cœur vient-il à se contracter? par le fait même de la contraction de ses fibres musculaires le calibre des artères coronaires est assez réduit pour que la circulation y soit notablement empêchée, et comme en même temps l'abaissement des valvules sigmoïdes s'oppose, jusqu'à un certain point, à ce que le sang afflue en abondance dans ces vaisseaux, vous devez en conclure que pendant la systole la circulation artérielle des parois cardiaques est à peu près nulle.

C'est donc pendant la diastole que le sang parcourt libre

ment les artères du cœur et que l'irrigation est parfaite. Mais pour que le sang soit lancé avec une force suffisante dans les artères coronaires, il faut encore que la colonne sanguine trouve un point d'appui résistant et élastique dans les valvules abaissées; or, c'est ce qui n'a plus lieu dans l'insuffisance aortique; aussi l'afflux du sang y est-il toujours peu considérable et la dégénérescence graisseuse de l'organe est-elle la conséquence ordinaire de son défaut de nutrition.

D'un autre côté, le sang dont le cœur a été imprégné pendant la diastole doit en être expulsé par la contraction du muscle, de sorte que l'énergie de la contraction ventriculaire est réellement la condition d'activité de la circulation veineuse. Si donc, par son altération graisseuse, ou, ce qui est encore plus commun, par la dilatation énorme quelle a subie, la paroi musculaire a perdu notablement de sa force contractile, l'accumulation de sang qui s'est faite dans les veines coronaires pendant la diastole persiste pendant la systole; d'où une véritable congestion passive du cœur lui-même, et de systole en systole, et de seconde en seconde, pour me servir des expressions de M. Mauriac, le cœur est entraîné vers une syncope mortelle.

Telle est, d'après l'auteur de cette ingénieuse théorie, le mécanisme ordinaire de la mort subite dans l'insuffisance aortique, théorie dont le tort principal est de reposer sur un fait d'intuition que les recherches nécroscopiques n'ont pas encore confirmée, la congestion passive du cœur.

Est-il d'ailleurs bien nécessaire d'invoquer cette cause de suspension des mouvements du cœur quand on sait quelle perturbation apporte dans la circulation intra-cardiaque le reflux, à chaque diastole, d'une quantité plus ou moins con sidérable de sang par l'hiatus de l'orifice insuffisant? Et quand ce reflux a amené une dilatation énorme et que la paroi altérée n'est plus capable de compenser les effets de la lésion, est-il donc bien étonnant qu'un effort, qu'une émotion morale viennent tout à coup paralyser les mouvements du cœur et déterminer une syncope mortelle?

Quoi qu'il en soit de ces explications, tenez toujours le plus grand compte du fait sur lequel je viens d'appeler votre attention. N'oubliez jamais que tout malade atteint d'une insuffisance aortique est par cela même menacé de mort soudaine, et que vous devez, si vous voulez mettre votre responsabilité à couvert, régler votre conduite en conséquence.

Je n'ai pas besoin d'en dire davantage pour vous éclairer sur la gravité du pronostic chez le malade qui fait le sujet de cette conférence. Toutefois, son âge, le début des accidents encore peu éloigné, l'énergie des contractions cardiaques, enfin, la coïncidence d'un rétrécissement considérable qui, jusqu'à un certain point, corrige les effets de l'insuffisance, sont autant de raisons qui nous autorisent à espérer que la terminaison de la maladie n'est en aucune façon prochaine.

QUATRIÈME LEÇON

INSUFFISANCE DE L'ORIFICE AURICULO-VENTRICULAIRE DROIT; ASYSTOLIE.

SOMMAIRE : *Maladies du cœur droit :* hypertrophie avec dilatation des cavités droites; insuffisance de la valvule tricuspide et asystolie. — Observation.

Pouls veineux; sa valeur comme signe de l'insuffisance tricuspidienne. Pouls veineux faux, vrai.

Signes de la dilatation du cœur droit; bruit systolique de l'insuffisance; son siége, ses caractères. — Cyanose et congestions veineuses; pouls veineux des veines sus-hépatiques.

Rapports de la tension veineuse et artérielle renversés dans les maladies du cœur droit et dans l'asystolie.

Asystolie : phénomènes qui la caractérisent. Ce terme n'est pas synonyme de cachexie cardiaque. Asystolie passagère et permanente.

MESSIEURS,

Bien que je ne puisse avoir la prétention de vous faire, dans ces quelques leçons, l'histoire complète des maladies du cœur, je n'aurais véritablement rempli qu'une partie du programme que je me suis tracé si je me bornais, ainsi qu'on le fait trop souvent, à l'analyse des faits dans lesquels le cœur gauche seul est altéré. Après les maladies du cœur gauche, il me reste encore à vous parler de celles du cœur droit, et je vais essayer de vous montrer que, si ces dernières n'ont pas l'importance relative que leur extrême fréquence et la gravité des symptômes donnent aux lésions du cœur gauche, elles ne jouent pas moins dans la symptomatologie des affections cardiaques, et surtout dans leur terminaison, un rôle considérable.

En raison de l'étroite solidarité qui unit les deux cœurs, en raison de l'analogie de leur conformation et de leurs fonctions, il semblerait que toute cause pathologique propre à influer sur l'un d'eux doive exercer la même action sur son congénère. Cela n'est pas néanmoins, et vous savez déjà parfaitement que les lésions d'orifices dont l'origine est l'endocardite sont aussi rares dans le cœur droit qu'elles sont fréquentes à gauche. Ne vous attendez, par conséquent, à rencontrer qu'exceptionnellement, aux orifices des cavités droites, ces altérations si communes du côté gauche auxquelles nous avons pu rapporter la plupart des rétrécissements et des insuffisances précédemment étudiés.

En quoi consistent donc, en général, les maladies du cœur droit? Le plus souvent, ce sont des *hypertrophies* et des *dilatations*, c'est-à-dire des altérations portant sur le muscle lui-même, maladies presque toujours secondaires et auxquelles l'endocardite reste étrangère. Elles reconnaissent pour cause immédiate un trouble plus ou moins permanent de la circulation cardiaco-pulmonaire, et leur point de départ est ordinairement soit une affection des poumons, soit une lésion du cœur lui-même, mais située dans les cavités gauches.

En dehors de l'hypertrophie et de la dilatation, ou plutôt avec ces altérations du cœur droit, il est une lésion d'orifice que vous devez toujours rechercher avec soin, car elle est fréquente, je veux parler de l'*insuffisance de la valvule tricuspide*. Elle n'est pas, comme à l'orifice mitral, le résultat d'une lésion directe et primitive qui s'oppose à l'intégrité des fonctions de l'appareil valvulaire; ici, c'est l'anneau fibreux qui, se laissant entraîner par la dilatation du ventri-

cule, se trouve hors de proportion avec l'étendue des valvules qui, quoique intactes, deviennent insuffisantes.

Cette insuffisance de la valvule tricuspide mérite donc
bien le nom d'insuffisance *relative* sous lequel M. Gendrin,
l'un des premiers, l'a fait connaître ; ce n'est, en quelque
sorte, qu'un degré plus avancé de la maladie créée par la
dilatation des cavités. Plus encore que la dilatation, elle a
ordinairement, ainsi que nous le verrons bientôt, pour conséquence fatale l'*asystolie* et les phénomènes par lesquels
celle-ci se révèle ; de sorte que hypertrophie avec dilatation,
insuffisance tricuspidienne et asystolie sont trois conditions
pathologiques dépendantes immédiatement l'une de l'autre,
et souvent réunies sur le même sujet.

Telles sont à peu près les particularités les plus intéressantes que vous trouverez dans l'histoire des maladies du
cœur droit et dont l'exposition va compléter les notions que
je voulais vous donner sur la physiologie pathologique et la
symptomatologie des affections cardiaques.

Depuis près de cinq mois, au n° 20 de la salle Sainte-
Jeanne, vous avez sous les yeux un malade que je considère
comme un exemple des plus remarquables de la maladie
dont je vais vous entretenir. Une augmentation des cavités
droites des plus évidentes, l'insuffisance tricuspidienne avec
ses signes caractéristiques, par intervalles des symptômes
d'asystolie ; rien ne manque pour que son observation nous
donne le tableau complet de la maladie du cœur droit.

Cet homme est âgé de soixante-sept ans ; charretier ou
homme de peine pendant longtemps, marchand des quatre
saisons depuis cinq ans environ, il a toujours exercé les pro-

fessions les plus pénibles, exposé aux intempéries de l'air et aux habitudes de toute sorte qu'elles entraînent. Quoique d'une bonne santé ordinairement, depuis deux ans et demi environ, il s'était mis à tousser, crachait abondamment, éprouvait un essoufflement continuel, et avait été obligé de suspendre son travail pendant quelques jours. Un mois seulement avant son entrée à l'hôpital, il avait éprouvé, en outre, quelques battements de cœur.

Lors de son arrivée dans notre service, le 27 décembre 1867, ce malade était dans l'état le plus grave : la figure bouffie et presque livide, les lèvres fortement cyanosées, la respiration extrêmement pénible et bruyante, en un mot, dans un état voisin de l'asphyxie.

En même temps, un œdème considérable des extrémités et des bourses, avec un certain degré d'ascite, donnaient à cet homme le facies propre aux maladies du cœur ; et cependant la cyanose était beaucoup plus prononcée qu'elle ne l'est ordinairement dans les lésions de l'orifice mitral, et l'œdème plus étendu et plus considérable qu'on ne le rencontre dans celles de l'orifice aortique.

C'était, en effet, moins dans le cœur lui-même que dans les poumons qu'il fallait chercher la cause de cette gêne excessive de la respiration et de cette asphyxie imminente. Partout, dans les deux poumons, en avant comme en arrière, aux sommets comme à la base, on entendait de nombreux râles vibrants et sonores, mélangés, principalement à la partie antérieure, ainsi que dans le tiers inférieur en arrière, de râles sous-crépitants très-abondants, confluents même, ayant par places le caractère de bulles assez fines d'un timbre éclatant. L'expiration était très-prolongée et bruyante.

La percussion donnait dans presque toute l'étendue une assez grande sonorité, sonorité qui s'exagérait encore en avant, et surtout à gauche, où il existe vers la partie moyenne une voussure manifeste.

La dyspnée excessive rendait tout décubitus horizontal impossible ; la toux était pénible et fréquente, suivie de l'expectoration de crachats muco-purulents mélangés à une grande quantité de liquide écumeux.

Il n'était pas difficile de reconnaître, dans ce cas, les signes d'un catarrhe pulmonaire intense, ainsi que l'existence d'un emphysème généralisé des deux poumons, plus développé toutefois, comme c'est l'ordinaire, à leur bord antérieur. Or, si cela suffisait pour expliquer la cyanose et l'intensité de la dyspnée, il était évident aussi que ce n'était pas tout le diagnostic, et qu'un certain nombre de symptômes devaient être rapportés à une autre cause et appartenaient à une affection cardiaque.

Outre l'injection des capillaires sur une grande partie de la surface cutanée, et principalement à la face ; outre l'œdème si prononcé que nous avons déjà signalé, il y avait, et l'on observe encore chez ce malade, un développement extrêmement remarquable des troncs veineux sous-cutanés, qui, au cou en particulier, se dessinent sous forme de cordons volumineux fortement distendus, faisant une saillie considérable au-dessus du niveau de la peau.

Les veines du cou ne sont pas seulement volumineuses ; vous les voyez aussi animées de véritables battements qui, comme les pulsations artérielles, correspondent à chaque systole ventriculaire, offrant ainsi le phénomène connu sous le nom de *pouls veineux*.

C'est bien un pouls, puisque chaque soulèvement du vaisseau répond à une contraction du cœur; et le pouls est certainement veineux, car, si vous comprimez la carotide, vous ne modifiez en aucune façon le battement et la distension des vaisseaux, tandis que le doigt appliqué sur le trajet des veines augmente le gonflement du golfe de la jugulaire et exagère les pulsations au-dessous de l'obstacle.

Quelle peut être la signification des symptômes que nous venons d'analyser? Par quel mécanisme le système veineux se laisse-t-il ainsi distendre d'abord dans les parties les plus voisines du centre circulatoire, puis, de proche en proche, jusqu'à la périphérie? Quelle est enfin la part du cœur dans le développement de ces phénomènes morbides?

Vous vous rappelez qu'à l'entrée du malade à l'hôpital, une bronchite intense avait déterminé un trouble profond de la circulation pulmonaire et les symptômes d'une asphyxie véritable. La gêne de la circulation pulmonaire était d'autant plus accusée qu'avec le catarrhe, complication accidentelle, il y avait un emphysème généralisé des deux poumons, dont l'effet est de diminuer la vascularisation du tissu et de restreindre dans des proportions notables le champ de l'hématose. Or, ne sont-ce pas là des conditions éminemment propres à entraver la circulation cardiaco-pulmonaire? en raison même de la raréfaction du réseau vasculaire, le cœur ne rencontre-t-il pas dans le poumon un obstacle permanent contre lequel il a à lutter de la même manière qu'il lutte contre un rétrécissement d'orifice?

La conséquence de cette gêne de la circulation dans les poumons, vous l'avez déjà pressentie, c'est l'accumulation du sang dans les cavités droites, c'est l'hypertrophie et surtout la dilatation qui en sont la conséquence. Mais comme, en même temps que l'engorgement de l'oreillette empêche les veines voisines du cœur de se vider complétement, le sang continue à affluer de la périphérie, un autre effet de la stase sanguine dans le cœur droit sera le gonflement des veines du cou.

Remarquez bien qu'il n'est pas besoin, pour que ces phénomènes se manifestent, que ces conditions morbides soient réalisées. Voyez ce qui se passe dans un effort soutenu : dans un accès de toux quinteuse et violente, la face bleuit et devient turgide; les veines du cou subissent une distension notable; il n'a fallu pour cela qu'une suspension momentanée de la respiration et la stase du sang pendant quelques instants dans le cœur droit; seulement, dans ce cas, l'effet est passager.

En même temps que le gonflement si remarquable des jugulaires, nous avons noté aussi chez notre malade le pouls veineux. Ici nous nous trouvons en présence d'un symptôme considérable sur lequel il est indispensable que nous nous arrêtions; car, lorsqu'il se présente avec les caractères qu'on attribue au pouls veineux dit *vrai*, c'est un signe d'une valeur absolue indiquant que la résistance de la valvule tricuspide est vaincue, que le sang reflue à chaque systole jusque dans les veines, en un mot, qu'il y a une insuffisance triscuspidienne.

Qu'est-ce donc que le pouls veineux *vrai*, et comment pourrait-il être confondu avec d'autres pulsations?

Il arrive souvent que les veines du cou, et en particulier les jugulaires profondes, soient animées de battements qui n'ont nullement la valeur séméiotique que nous venons de reconnaître au pouls veineux proprement dit. Voici dans quelles circonstances :

1° Ce sont ordinairement des mouvements alternatifs d'expansion et d'affaissement en rapport direct avec l'acte respiratoire. Dans une inspiration profonde, en effet, l'appel du sang dans la cavité thoracique amène un dégorgement rapide des vaisseaux veineux qui se vident directement dans la cavité de l'oreillette; dans l'expiration, au contraire, le sang est refoulé et stagne dans les veines du cou qui se laissent distendre pendant toute sa durée. Ces oscillations sont mises en évidence dans les ingénieux tracés obtenus par mon ami et collègue le docteur Potain, qui en a fait dernièrement l'objet d'une très-intéressante communication à la Société médicale des hôpitaux (mai 1867).

Ce qui est vrai à l'état physiologique l'est, à plus forte raison, dans les conditions pathologiques; aussi voyez-vous souvent, lorsqu'il y a gêne de la circulation cardiaco-pulmonaire et stase dans les vaisseaux du cou, la distension des veines accrue et de véritables battements s'y manifester à chaque mouvement respiratoire.

2° On peut prendre pour un pouls veineux le soulèvement de la veine jugulaire par les pulsations de l'artère carotide. Mais rien de plus facile, en général, que d'éviter cette erreur, car il suffit de comprimer l'artère, dont les rapports immédiats avec la veine sont la cause de cet ébranlement, pour que les battements cessent aussitôt.

Je dois, du reste, vous faire remarquer que, dans le cas d'engorgement du cœur droit, il est rare que les pulsations carotidiennes aient une force suffisante pour donner aux

jugulaires une impulsion capable de simuler le pouls veineux. Comme il y a toujours alors réplétion des veines et par
conséquent tension exagérée dans ces vaisseaux, la tension
artérielle, de son côté, se trouve amoindrie, et les battements de l'artère sont trop faibles pour que leur impulsion
puisse être ainsi transmise.

3° Il y a enfin un pouls veineux produit directement par
la contraction cardiaque, sans que cependant on soit autorisé
à le regarder comme un pouls veineux vrai; c'est celui que
détermine la systole auriculaire, la valvule tricuspide restant
suffisante. Je m'explique :

Sous l'influence de la réplétion des cavités droites et en
raison de la distension veineuse qui en est la conséquence,
la valvule incomplète de l'orifice de la veine cave, celles beaucoup plus parfaites de la jugulaire interne, n'opposent plus
qu'un obstacle insuffisant à l'ondée sanguine, qui, à chaque
contraction de l'oreillette, retentit et. même reflue jusque
dans les veines du cou. Il en résulte des battements au cou
qui ne se distinguent des pulsations du pouls veineux vrai
que par des caractères souvent difficiles à apprécier. Produits
par la contraction auriculaire, ils sont en général assez faibles, précèdent sensiblement la pulsation artérielle, et disparaissent presque toujours lorsqu'on exerce une compression
avec le doigt sur la veine vers le milieu de son trajet. Quelquefois, ce sont plutôt des oscillations que de véritables battements, ce qui indique qu'il y a à peine récurrence, et que
l'ébranlement n'est que l'effet de la transmission des mouvements vibratoires de la colonne sanguine jusque dans les
jugulaires, comme vous avez vu, dans le tracé auriculaire
(voyez première leçon, fig. 2, p. 17), des ondulations répondre

aux vibrations et aux oscillations de la valvule auriculo-ventriculaire abaissée pendant la contraction du ventricule.

En définitive, il n'y a donc de pouls veineux véritable que celui qui se produit quand, par l'insuffisance de la valvule tricuspide, le sang, poussé par la systole ventriculaire, peut refluer à travers l'oreillette jusque dans les veines du cou. Ce sont des pulsations toujours assez intenses et correspondant, comme les battements artériels eux-mêmes, au premier temps de la révolution cardiaque. En raison de la direction presque rectiligne de la jugulaire droite, du tronc innominé et de la veine cave supérieure, c'est à droite que le phénomène du pouls veineux est le plus manifeste et le plus facilement perçu. Si l'on comprime avec le doigt, immédiatement au-dessus de l'articulation sterno-claviculaire, les battements disparaissent aussitôt ; la compression exercée, au contraire, vers le milieu du cou, exagère notablement leur intensité.

Tels sont les caractères principaux qui permettent de reconnaître le pouls veineux vrai, l'un des meilleurs signes que nous ayons de l'insuffisance de la valvule tricuspide. Ces faits ont été fort bien mis en lumière par M. Gendrin, et vous les trouverez parfaitement exposés dans un article très-remarquable et plein de judicieuses critiques, que mon ami le docteur Maurice Raynaud vient de publier dans le *Nouveau Dictionnaire de médecine et de chirurgie pratiques* (art. Cœur).

On a dû chercher à appliquer les procédés graphiques à la reproduction du pouls veineux ; mais les résultats obtenus ne sont pas absolument satisfaisants. Les trois tracés que je mets sous vos yeux, reproduits dans le travail de M. Raynaud,

ont été empruntés à l'ouvrage de Friedreich, d'Heidelberg.
Recueillis par l'application directe du sphygmographe de
Marey sur le cou, tous sont remarquables par l'amplitude des

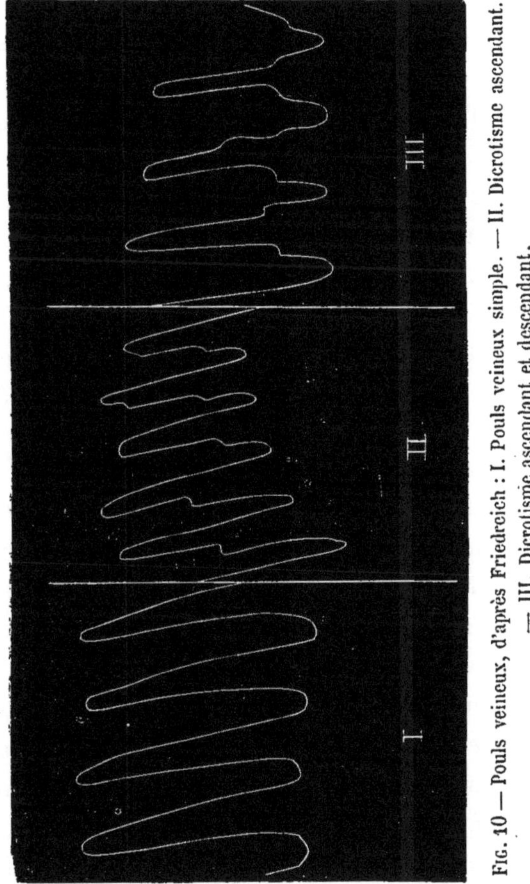

Fig. 10 — Pouls veineux, d'après Friedreich : I. Pouls veineux simple. — II. Dicrotisme ascendant. — III. Dicrotisme ascendant et descendant.

oscillations, et le peu d'ouverture de l'angle formé par la
ligne d'ascension et de descente.

Le pouls veineux simple ne présente aucune sinuosité dans

l'ascension ou la descente, et ne semble influencé que par l'action directe de la systole en raison de l'insuffisance tricuspide (fig. 10; I).

Dans le second tracé, le pouls offre un dicrotisme manifeste; mais, à l'inverse du dicrotisme artériel, c'est sur la ligne d'ascension qu'on observe le ressaut qui le caractérise. La cause en est évidemment l'action de la systole auriculaire qui, dans l'exemple précédent, ne se faisait pas sentir (fig. 10; II).

Enfin, il est des cas où le dicrotisme est double, c'est-à-dire ascendant et descendant. M. Raynaud pense, et je partage cet avis, que l'ondulation à la descente est due à la compression momantanée que l'artère exerce pendant sa diastole sur les gros troncs veineux. C'est probablement pour cette raison que le ressaut n'est pas mieux accusé (fig. 10; III).

Après cette longue digression sur les caractères et la valeur séméiotique du pouls veineux, il est temps que nous revenions à notre malade, et que nous cherchions s'il n'est pas d'autres signes propres à nous éclairer davantage sur les conditions de l'organe affecté, de manière à confirmer un diagnostic qui ne repose encore, en définitive, que sur la seule donnée fournie par la pulsation des veines du cou.

La percussion de la région précordiale permet de constater que la matité s'étend assez loin dans la partie inférieure; et lorsqu'on applique la main sur le cœur, on sent, malgré des battements épigastriques très-appréciables, que l'impulsion est faible, et que le choc de la pointe a lieu dans le sixième espace intercostal, un peu en dehors de la ligne mamelonnaire.

D'une part, si l'étendue de la matité vous indique que le cœur a subi un développement considérable, la faiblesse des contractions doit vous faire supposer qu'il est plutôt dilaté qu'hypertrophié. D'autre part, l'impulsion perçue à la région épigastrique ne peut être rapportée qu'à la transmission des battements du cœur droit ; or, rapprochez ces données des autres signes précédemment obtenus, et vous êtes nécessairement conduits à admettre l'hypertrophie avec dilatation du cœur droit, cause ordinaire de l'insuffisance de la valvule tricuspide.

Je trouve encore une preuve de la proposition que je viens d'établir dans un signe trop peu connu et sur lequel Gairdner, dans une leçon récente, insistait d'une manière toute particulière : il s'agit de la faiblesse du choc précordial et de l'étendue de l'impulsion. Ces caractères, en effet, appartiennent spécialement à la dilatation du cœur droit et ne permettent pas d'attribuer au développement du cœur gauche l'abaissement du niveau de la matité. Avec l'hypertrophie du ventricule gauche, la pointe du cœur bat avec force, et dans un espace très-limité ; la dilatation du cœur droit, au contraire, tend à diminuer de plus en plus le choc de la pointe, tandis que l'impulsion plus ou moins affaiblie se perçoit dans une étendue beaucoup plus grande. Cela tient à ce que, dans ce dernier cas, à mesure que les cavités droites se dilatent, la pointe du cœur s'éloigne de la paroi thoracique avec laquelle le ventricule droit, de son côté, a des rapports beaucoup plus étendus. En voulez-vous la démonstration ? Faites cette expérience bien simple, que chacun de vous peut reproduire sur lui-même : appliquez le doigt au point précis où bat la pointe du cœur, puis cessez de respirer pendant un temps assez long ;

à mesure que, sous l'influence de la suspension de la respiration, le sang s'accumulera dans les cavités droites, vous sentirez parfaitement, contrairement à l'assertion de M. Piorry qui assure qu'alors on aperçoit mieux le soulèvement de la pointe, que le choc perd de sa force et est perçu moins nettement.

Arrivons maintenant aux signes fournis par l'auscultation; ce sont, dans l'insuffisance tricuspidienne, ceux qui ont été le plus discutés; voyons sur ce point controversé l'enseignement de la clinique.

En appliquant l'oreille sur la région précordiale, on arrive assez facilement, malgré la présence de râles sous-crépitants nombreux, à reconnaître que l'un des bruits du cœur, le premier, est altéré. Soit que l'on ausculte la pointe du cœur dans l'aire des bruits mitraux, soit que le stéthoscope ait été porté beaucoup plus à droite, au niveau des articulations chondro-sternales des quatrième et cinquième côtes gauches, on entend un bruit de souffle systolique assez intense indiquant l'insuffisance d'un ou peut-être des deux orifices auriculo-ventriculaires.

Qu'il y ait une insuffisance mitrale, la chose n'est pas douteuse, car le bruit morbide systolique a bien son maximum d'intensité à la pointe et se propage manifestement du côté de l'aisselle.

Mais pouvons-nous affirmer avec la même certitude qu'il y a en même temps une insuffisance de la valvule tricuspide, et surtout que cette altération du cœur droit se traduit par un souffle spécial? C'est là un problème souvent difficile à résoudre.

On peut y arriver cependant en analysant avec soin les caractères des bruits, et lorsque, comme dans le cas actuel, on trouve que, quoique produits au même temps, ils ont leur maximum d'intensité dans deux points très-différents; que leur propagation ne se fait pas dans la même direction; qu'il y a entre eux un intervalle où ils ne sont que peu ou point perçus; que leur timbre même est différent; on doit conclure nécessairement que l'un n'est pas seulement la propagation de l'autre, mais qu'il y a deux souffles distincts comme il y a deux foyers distincts pour leur production.

Nous admettrons donc ici l'existence d'un bruit de souffle causé par l'insuffisance tricuspidienne, et, par conséquent, une double lésion portant à la fois sur l'orifice mitral et sur l'orifice tricuspide. Comme dans les altérations mitrales, l'état de l'orifice et de la paroi ventriculaire règle le timbre et l'intensité du bruit morbide, qui par conséquent, dans l'insuffisance relative, sera en général assez doux. Systolique comme le bruit de souffle de l'insuffisance mitrale, il est ordinairement beaucoup moins nettement limité, et ses rapports sont à peu près ceux du ventricule droit; son maximum d'intensité est le plus souvent vers la partie inférieure du sternum, entre les quatrième et cinquième articulations chondro-sternales gauches.

Tels sont les principaux caractères du bruit pathologique qu'on rencontre avec l'insuffisance de la valvule tricuspide, bruit qui, lorsqu'il existe, a une valeur séméiologique de premier ordre dans les maladies du cœur droit. Ce n'est pas cependant un signe sur lequel vous puissiez absolument compter, parce que vous le percevrez rarement avec autant de netteté que dans le cas que je viens de vous soumettre, et que bien des circonstances d'ailleurs peuvent l'empêcher de se produire ou le faire méconnaître.

Ainsi, il est assez ordinaire, dans l'insuffisance relative en particulier, qu'il manque complétement, soit à cause du défaut d'altération de l'appareil valvulaire et de la largeur de l'orifice, soit à cause de la dilatation et de la faiblesse des parois ventriculaires. Dans d'autres cas, il échappe encore à l'observateur; c'est principalement lorsqu'il y a coïncidence d'une lésion mitrale considérable ou lorsque des râles nombreux masquent les bruits cardiaques. Enfin, il pourrait arriver encore qu'on entendît un bruit systolique tricuspidien sans qu'on fût autorisé à admettre une insuffisance morbide de cet appareil valvulaire. D'après des recherches très-intéressantes de mon collègue le docteur Parrot, ce serait, avec un pouls veineux quelquefois assez accusé, u phénomène très-ordinaire dans l'anémie et diverses cachexies. Cette proposition, que je ne saurais discuter en ce moment, ne me paraît pas appuyée encore sur des preuves suffisamment convaincantes, et jusqu'ici, malgré le soin que j'ai mis à rechercher ces murmures tricuspidiens, je n'ai été que très-rarement assez heureux pour les rencontrer; c'est donc une opinion que je devais vous signaler, mais qui me paraît demander confirmation.

En résumé, quelle que soit la valeur du bruit systolique de l'insuffisance de la valvule tricuspide, vous ne devez pas oublier que la stase sanguine dans le système veineux est encore le principal signe qui vous mettra sur la voie du diagnostic des affections du cœur droit.

Je n'ai pas à revenir sur la cyanose de la face et sur la

distension des veines du cou ; vous savez parfaitement qu'elles sont l'indice d'une déplétion imparfaite de la veine cave supérieure, de même que le reflux du sang dans ces vaisseaux, ou pouls veineux, est le signe qui annonce que la résistance de la valvule tricuspide a été vaincue. Il ne faudrait pas croire que le sang ne s'accumule ainsi que dans les parties supérieures et que la veine cave inférieure ne participe aucunement à la gêne circulatoire créée par l'engorgement des cavités droites. Physiologiquement, la chose serait inadmissible ; je vais maintenant vous donner, à l'aide de la clinique, la preuve du contraire.

Voyez ce malade, en ce moment où la respiration est facile et où les accidents si graves qui l'avaient amené dans notre service se sont notablement amendés, il conserve non-seulement à la face, mais sur toute la surface du corps, une teinte cyanique que vous ne rencontrez jamais aussi généralisée avec des lésions bornées au cœur gauche, si avancées qu'elles puissent être. Les grands viscères, dont la circulation veineuse est en rapport immédiat avec la veine cave inférieure, sont aussi le siége de congestions passives qui en augmentent considérablement le volume. Enfin, les hydropisies, sans être très-abondantes, ont une grande persistance, et dans les premiers temps de son séjour à l'hôpital nous constations même un hydrothorax du côté droit.

Donc, partout des signes d'une gêne considérable de la circulation de la veine cave inférieure, avec un caractère particulier qui n'appartient qu'à la maladie du cœur droit.

Mais ce n'est pas tout : le reflux du sang dans les veines qui vous donnait au cou le pouls veineux, vous le retrouvez aussi dans la veine cave inférieure, et ce mouvement rétro-

grade jusque dans les veines sus-hépatiques va vous fournir·
un nouveau signe que vous pouvez considérer comme absolument pathognomonique de l'insuffisance tricuspidienne.

Après avoir constaté le volume énorme du foie qui déborde
les fausses côtes de quatre travers de doigt, appliquez la
main à plat sur cet organe et déprimez assez fortement (vous
pouvez le faire sans inconvénient ; l'hypérémie, chez ce
malade, n'est pas douloureuse), vous sentez alors un mouvement de soulèvement de la totalité du foie parfaitement isochrone avec des pulsations cardiaques. Serait-ce par hasard
la transmission des battements de l'aorte ? Mais nous allons
voir dans un instant que toujours, dans ces cas, la tension
artérielle est très-faible ; comment voudriez-vous donc que
l'aorte pût soulever une pareille masse ? Ce phénomène, qui
déjà avait été signalé par Sénac, et sur lequel, après Kreysig
et Friedreich, M. Raynaud appelle avec raison l'attention des
observateurs, s'explique au contraire, de la manière la plus
simple, par le refoulement du sang veineux à travers la veine
cave inférieure jusque dans le foie, véritable *pouls veineux
des veines sus-hépatiques* qui ne peut se rencontrer que si
la valvule tricuspide est insuffisante, et qui par conséquent a
la même valeur séméiotique que le pouls veineux du cou (1).

Le pouls radial, qui est un des éléments les plus précieux
de diagnostic dans les affections du cœur gauche, ne saurait,
à cause de ses rapports très-éloignés avec les cavités droites,·
donner des signes aussi importants dans les maladies du

(1) On consultera avec fruit, sur le pouls veineux des veines sus-hépatiques,
une excellente thèse récemment soutenue par M. le docteur Mahot et intitulée :
Des battements du foie dans l'insuffisance tricuspide. (Thèse de Paris, 1869,
n° 12.)

cœur droit. Ce serait un tort cependant d'en négliger entièrement l'examen, car l'état du pouls, en donnant la mesure
exacte de la tension artérielle, permet d'apprécier facilement
les conditions de la circulation veineuse, et de tirer les principales déductions relatives au pronostic et au traitement de
la maladie. Je m'explique :

Vous venez de voir que, dans l'insuffisance tricuspidienne,
et cela est vrai pour la plupart des maladies du cœur droit,
la tension artérielle est singulièrement abaissée, ce que traduit de la manière la plus évidente la petitesse du pouls.
Reportez-vous à notre malade, et rappelez-vous ce qu'était
son pouls à son entrée à l'hôpital : il était d'une faiblesse extrême, petit, misérable, et par opposition vous voyez le système veineux gorgé de sang et offrant une tension considérable. Un peu plus tard, au contraire, le pouls s'est relevé; il
a pris même un développement à peu près inespéré, surtout
étant données les conditions où se trouve aussi l'orifice
mitral; or, en même temps que la tension devenait sensiblement moindre dans les veines, la cyanose disparaissait peu à
peu. Ces oscillations résultent bien certainement des changements qui se sont opérés dans les conditions de la circulation
des cavités droites; de telle sorte que la tension veineuse
réglait, pour ainsi dire, l'état du pouls artériel, qui ne s'est
relevé que lorsque celle-ci a notablement diminué.

Vous voyez donc qu'il existe entre l'état de la tension veineuse et celui de la tension artérielle un rapport inverse qui
s'accuse de la manière la plus évidente dans les affections du
cœur droit.

Ce fait avait, il y a longtemps déjà, fixé l'attention des observateurs, puisque Lancisi (c'est lui, en effet, qui paraît en

avoir fait le premier la remarque) constate que, « lorsque les pulsations radiales sont nulles, il y a des battements caro-tidiens », et par là il veut, à coup sûr, indiquer les batte-ments visibles au cou que détermine le pouls veineux.

Toutefois, c'est à Beau que revient vraiment l'honneur d'avoir reconnu que « la petitesse du pouls artériel doit être et est effectivement en raison inverse de l'état de plénitude des troncs veineux », et d'en avoir aussi parfaitement expliqué le mécanisme. C'est ainsi que s'est trouvé établi ce fait capital dans l'histoire des maladies du cœur droit, le rapport inverse de la tension artérielle et veineuse que, plus tard, H. Frey, en Allemagne, devait ériger en loi, n'ayant après tout que le mérite d'en avoir trouvé la formule.

Les considérations qui précèdent me conduisent à vous entretenir maintenant d'un état particulier du cœur que vous n'avez que trop souvent l'occasion de constater au lit du malade, surtout dans les périodes avancées des maladies de cet organe, je veux parler de l'*asystolie*.

Créée par Beau, qui a voulu désigner par là l'affaiblisse-ment plus ou moins marqué du cœur et l'insuffisance de la systole, cette expression n'est certainement pas exempte de reproches ; car si vous prenez le mot asystolie dans son sens littéral, il supposerait la suspension de la contraction car-diaque, c'est-à-dire la cessation de la vie ; *dyssystolie* serait donc un terme plus juste et plus vrai, qui n'a que le tort de n'être pas, comme le premier, consacré par l'usage. Mais laissons de côté la valeur du mot, et arrivons au fait qu'il ex-prime.

Vous savez parfaitement que, quels que soient l'étendue et

le siége de la lésion du cœur, ce n'est qu'exceptionnellement que celle-ci détermine tout d'abord des symptômes généraux de quelque importance. Il y a presque toujours dans ces maladies une période, le plus souvent de longue durée, pendant laquelle, malgré des altérations fort graves et des obstacles qui semblent de nature à enrayer promptement la circulation cardiaque, le cœur lutte avec avantage et maintient l'équilibre sans qu'on observe autre chose que les signes d'une lésion d'orifice.

Ai-je besoin de vous rappeler à quelles conséquences heureuses le malade doit de garder ainsi l'apparence d'une bonne santé, pendant que la lésion la plus sérieuse menace à chaque instant sa vie? C'est là le rôle de l'hypertrophie dite *providentielle*, de Beau, des lésions dites *salutaires*, de Traube, par lesquelles s'établit la compensation nécessaire à l'accomplissement de la fonction. Nous avons suffisamment insisté sur ce point; je n'y reviendrai pas. Seulement, retenez bien ceci, qui est capital dans la question qui nous occupe : c'est qu'une maladie du cœur ne peut demeurer latente qu'autant que la lésion reste compensée; que, si la compensation devient insuffisante, des signes non équivoques ne tarderont pas à témoigner de l'affaiblissement des contractions cardiaques; alors l'asystolie commence. L'asystolie n'est donc, en définitive, que la conséquence d'une rupture de la compensation et la manifestation, d'un ensemble de phénomènes généraux indiquant que le cœur est fatigué et vaincu dans la lutte.

Les phénomènes de l'asystolie, nous les connaissons déjà, ce sont les symptômes divers que nous avons étudiés dans la période cachectique des lésions de l'orifice mitral ; ce sont également ceux qui ont fait le sujet principal de cette leçon, car l'affaiblissement des contractions du cœur a aussi pour conséquence immédiate l'engorgement des cavités droites.

Vous ne serez donc pas étonnés que, dans l'asystolie comme dans la plupart des maladies du cœur droit, le rapport entre la tension artérielle et la tension veineuse soit renversé, de sorte qu'à une tension veineuse excessive réponde une petitesse remarquable du pouls. Le cœur traduit encore la faiblesse de ses contractions par la diminution du choc de sa pointe contre la paroi thoracique, ainsi que par l'affaiblissement de son premier bruit, bruit qui, vous le savez, est essentiellement actif et proportionné à l'énergie de la systole ventriculaire. Par contre, l'injection violette de la face, la cyanose des lèvres et des extrémités, le gonflement et l'ondulation des veines du cou, les congestions des principaux viscères, les hydropisies, etc., sont autant de symptômes qui répondent à l'exagération de la tension veineuse, et servent également bien à caractériser l'asystolie.

A mesure que le sang distend les cavités droites, les rapports de cet organe avec la paroi thoracique se modifient ; la matité précordiale devient plus étendue. Souvent vous percevrez des battements épigastriques très-évidents, et l'auscultation pourra vous donner un bruit de souffle entre le troisième et le cinquième espace intercostal gauche, près des articulations chondro-sternales correspondantes (murmure asystolique de Parrot), que je suis disposé à rapporter, comme l'a fait cet observateur, à l'insuffisance relative de la valvule tricuspide. La plupart de ces symptômes ne sont-ils pas, en effet, ceux de l'hypertrophie avec dilatation du cœur droit, et ne savons-nous pas qu'il est de règle, dans ce cas, qu'à un moment donné, la résistance de la valvule tricuspide soit vaincue et que l'orifice devienne insuffisant ?

Tels sont, en résumé, avec les palpitations et une dyspnée souvent excessive, les principaux symptômes dont l'asystolie est le point de départ ; mais faut-il, avec Beau, regarder l'asystolie comme leur unique cause ? Je ne le crois pas.

Si, dans cette énumération, nous avons insisté surtout sur les phénomènes qui sont le plus directement en rapport avec l'insuffisance de la systole cardiaque et les plus propres à la faire reconnaître, il en est d'autres non moins importants que l'affaiblissement du cœur ne suffirait pas à expliquer. Ainsi les hydropisies, les congestions, les hémorrhagies, tous ces symptômes enfin dont l'ensemble caractérise la période dite cachectique des maladies du cœur, symptômes qui ne tardent pas à se développer si l'asystolie persiste un certain temps, trouvent bien leur origine dans le trouble de la circulation centrale ; mais là n'est pas leur cause immédiate, qu'il faut chercher surtout dans l'altération du sang vicié par une hématose incomplète et dans l'affaiblissement des vaisseaux eux-mêmes (Rigal).

Asystolie et cachexie cardiaque ne sont pas, comme vous le pourriez croire, deux faits tellement corrélatifs que le second soit la conséquence nécessaire du premier. Ne voyez-vous pas, en effet, chaque jour des malades affectés de lésions cardiaques anciennes entrer à l'hôpital avec tous les signes de l'asystolie, et, après quelques jours de repos, demander à retourner à leur travail, suffisamment guéris pour qu'ils ne se doutent pas du danger qui les menace ? Ce qui se passe, dans ce cas, vous l'avez bien compris : le cœur, depuis le début du mal, pouvait suffire à ses fonctions, parce que la lésion se trouvait compensée; un surcroît de travail qui peut résulter de mille causes diverses (efforts, fatigues, excès,) émotions morales) lui a été imposé; dès lors, plus de compensation, et, au lieu d'une maladie latente, les accidents qui résultent de l'insuffisance de la puissance contractile du cœur.

Lorsque la rupture de l'équilibre, comme dans les cas que nous supposons, est momentanée, l'asystolie est passagère, et le malade, au bout d'un certain temps, recouvre en apparence l'intégrité de ses fonctions. Toutefois, le développement des phénomènes qui la caractérisent est toujours d'un fâcheux augure; la fatigue du cœur, dont elle est l'indice, montre que la lutte ne sera plus de longue durée et qu'il y aura bientôt rupture de toute compensation, par conséquent, l'asystolie permanente et ses conséquences redoutables.

C'est de la sorte, en effet, que se terminent un grand nombre de maladies du cœur, la mort par asystolie étant la règle dans les affections du cœur droit et les lésions mitrales, tandis qu'elle est plus rare dans les lésions de l'orifice aortique qui retentissent moins directement sur la circulation cardiaco-pulmonaire.

CINQUIÈME LEÇON

PARALLÈLE ENTRE LES MALADIES DES DIVERS ORIFICES DU CŒUR.
INDICATIONS THÉRAPEUTIQUES.

SOMMAIRE. — I. *Étude analytique des maladies du cœur considérées dans leurs diverses variétés.*

Étiologie : Maladies d'origine inflammatoire ou consécutives à des affections des voies respiratoires ; influence de l'âge.

Anatomie pathologique : Rétrécissements et insuffisances ; rapports de l'hypertrophie et de la dilatation avec les lésions d'orifices.

Séméiologie : Caractères différentiels tirés : 1º des bruits morbides et du pouls (artériel et veineux) ; 2º des troubles fonctionnels et de l'ensemble des symptômes généraux ; 3º du mode de terminaison.

II. *Traitement.* — A. *Période de compensation.* 1º Indications générales : Hygiène et régime ; 2º Indications spéciales : Émissions sanguines ; toniques et reconstituants ; stimulants ; eaux thermales et hydrothérapie : leurs indications et leurs contre-indications.

B. *Période d'asystolie et de cachexie :* Digitale, son action physiologique et thérapeutique, manière de l'administrer. — Médication diurétique et évacuante. — Révulsifs, ponctions, etc.

MESSIEURS,

Après m'être étendu fort longuement sur les dissemblances très-accusées que présentent les maladies du cœur dans leurs diverses variétés, il ne serait peut-être pas inutile de reprendre maintenant les faits que nous venons d'analyser et de faire ressortir davantage les traits par lesquels elles se ressemblent. Nous arriverions de la sorte à reconstituer la maladie dans son ensemble, et à lui rendre sa physionomie propre que les nécessités de la description m'ont obligé de laisser un peu trop dans l'ombre.

Cette lacune que je vous signale, et que le temps ne me

permet pas de combler, est moins regrettable que vous ne
pourriez le craindre, car, il faut bien le dire, ce sont les différences bien plus que les analogies qui, dans les maladies
du cœur, sont vraiment fertiles en applications pratiques.
Fidèle au programme que nous nous sommes tracé, nous
continuerons donc à ne pas perdre de vue les distinctions
capitales qui résultent du siége de la maladie, suivant qu'elle
occupe le cœur droit ou le cœur gauche, ainsi que l'un ou
l'autre des orifices ventriculaires. Par les exemples que j'ai
mis sous vos yeux, vous avez pu vous convaincre qu'il n'est
pas de moyen plus sûr pour arriver au diagnostic de la lésion
cardiaque; dans quelques instants, je vais vous montrer que
ce sont aussi les seules bases d'une thérapeutique rationnelle
des maladies du cœur.

Toutefois, avant de nous occuper du traitement, laissez-
moi revenir un instant sur mes pas et résumer dans une
analyse rapide les caractères les plus saillants des différents
types que nous avons étudiés. Vous retiendrez mieux de la
sorte ce que chacune de ces formes offre de spécial dans ses
causes, dans ses lésions et dans ses symptômes, et un peu
plus tard il me sera facile de vous faire saisir les indications
principales qui en découlent.

I

Considérées au point de vue de leur étiologie, les maladies
du cœur se rangent dans deux catégories très-distinctes.
Pour un grand nombre d'entre elles, l'endocardite est le
point de départ de la maladie qui résulte alors de l'obstacle
direct et permanent créé dans le cœur lui-même par la
lésion inflammatoire; celles, au contraire, auxquelles l'endo-

cardite reste étrangère, sont liées le plus souvent à un trouble plus ou moins persistant de la circulation cardiaco-pulmonaire, ainsi qu'il arrive à la suite de quelques affections du poumon et en particulier de l'emphysème.

S'agit-il de la première de ces causes, c'est ordinairement à des lésions d'orifices que vous aurez affaire, et vous n'ignorez pas combien celles-ci sont infiniment plus fréquentes dans le cœur gauche que dans le cœur droit. Il n'en sera plus de même lorsque là maladie aura pour origine des désordres de l'hématose pulmonaire ; leur influence retentit directement sûr le cœur droit, de sorte que vous observez, dans ce cas, la dilatation des cavités droites suivie ou non d'hypertrophie, avec leurs conséquences possibles : l'insuffisance tricuspidienne et l'asystolie. Pour la même raison, des altérations semblables se manifestent dans le cœur droit consécutivement aux maladies du cœur gauche ; mais ce n'est, en général, qu'à une période avancée et lorsque des congestions répétées ont rendu permanente la gêne de la circulation pulmonaire.

Par cela même que l'inflammation de l'endocarde est la cause la plus ordinaire des lésions d'orifices, c'est dans ces cas surtout que la loi de M. Bouillaud trouve son application ; ne négligez donc jamais de rechercher dans les antécédents du malade cette donnée étiologique importante : le rhumatisme ou quelqu'une de ces affections qui ont avec le rhumatisme des affinités encore mal déterminées, mais certaines, ainsi la chorée, la scarlatine, l'état puerpéral, etc.

Vous remarquerez aussi que ce sont là des maladies qui appartiennent toutes à un âge peu avancé, d'où la conséquence que la maladie cardiaque qui reconnaît de pareilles causes débute en général de bonne heure, ce qui n'empêche pas qu'elle reste souvent latente et ne se révèle que beaucoup plus tard. Cette proposition s'applique surtout aux lésions de l'orifice aortique dans lesquelles la compensation est facile et longtemps efficace. Il faut en excepter toutefois l'insuffisance aortique simple, qui, souvent consécutive à la dégénérescence athéromateuse et à la dilatation de l'aorte, appartient plutôt aux maladies de la vieillesse.

De même aussi, vous rencontrerez à une époque avancée de la vie les affections du cœur droit symptomatiques des maladies chroniques des voies respiratoires, à moins qu'une lésion cardiaque, comme l'insuffisance mitrale, par exemple, n'ait entraîné prématurément de graves complications du côté de l'appareil pulmonaire.

Les altérations qui constituent les maladies du cœur affectent les orifices (rétrécissements ou insuffisances), ou intéressent le muscle lui-même. Ces dernières peuvent être primitives et indépendantes de toute lésion d'orifice, mais ce n'est pas le cas le plus ordinaire ; l'hypertrophie et la dilatation correspondent généralement à des maladies déterminées des orifices, et se combinent d'après le genre d'obstacle apporté à la circulation intra-cardiaque. Les lois suivant lesquelles se produit l'altération musculaire sont des plus simples. Un rétrécissement crée une hypertrophie en amont de l'obstacle, et celle-ci n'est suivie de dilatation que quand la force contractile n'est plus suffisante pour compenser les effets du rétrécissement. La dilatation est primitive, au contraire, lorsque le sang peut refluer dans la cavité qu'il vient d'abandonner et dont il n'est plus expulsé en totalité ; mais comme ce dernier résultat n'est obtenu qu'au moyen d'une hypertrophie consécutive, celle-ci se joint bientôt à la dilatation, de sorte que, dans l'insuffisance, on rencontre généralement l'hypertrophie unie à la dilatation.

Faisant l'application de ces données, vous comprendrez facilement de quelle manière l'une et l'autre de ces altérations du muscle devront se combiner suivant les conditions pathologiques de l'orifice. Jamais le volume du cœur n'est plus considérable que lorsqu'il y a rétrécissement de l'orifice aortique, surtout quand à celui-ci se joint un certain degré d'insuffisance qui ajoute une dilatation de la cavité ventriculaire à l'hypertrophie souvent énorme des parois (*cor bovinum*).

Pour les affections de l'orifice auriculo-ventriculaire, les effets sont plus variables; si l'orifice mitral est très-rétréci, le petit volume de la colonne sanguine sur laquelle le ventricule se contracte entraîne une diminution quelquefois très-considérable de la cavité elle-même : c'est dans ce cas particulier qu'on observe la forme assez rare de l'hypertrophie dite *concentrique*.

Dans le rétrécissement avec insuffisance du même orifice, presque toujours il y a hypertrophie et dilatation, mais avec ce caractère spécial que la lésion ne reste pas bornée au côté du cœur affecté et s'étend, dans les derniers temps du moins, aux quatre cavités.

Nous savons enfin que si on laisse de côté les altérations, très-exceptionnelles d'ailleurs, de l'orifice de l'artère pulmonaire, les maladies du cœur droit sont caractérisées principalement par l'hypertrophie et la dilatation. Il résulte alors du développement exagéré du ventricule droit un changement dans la configuration de l'organe qui lui a valu le nom de *cœur en gibecière.*

Il n'est pas toujours facile d'apprécier les modifications que la maladie apporte dans le volume du cœur; cependant vous n'ignorez pas tout le parti que vous pouvez tirer des résultats que donnent l'inspection et la percussion de la région précordiale; vous ne négligerez donc jamais de délimiter le cœur et de déterminer l'endroit précis où l'on perçoit le choc de la pointe.

Pendant le temps souvent fort long qui répond à la période latente des maladies du cœur, les symptômes proprement dits vous seront de peu de secours, si vous cherchez à déterminer la lésion cardiaque. Les signes fournis par l'auscultation seront alors les principaux éléments de votre diagnostic, et comme la maladie est encore à cette époque dégagée de toute complication, il vous sera ordinairement facile d'apprécier à quel genre d'affection cardiaque vous avez affaire.

N'oubliez pas toutefois que vous devez vous garder de conclure à un rapport exact entre l'intensité des bruits morbides et la gravité de la maladie; c'est un point sur lequel nous avons déjà suffisamment insisté et sur lequel je n'ai plus à revenir.

Les bruits pathologiques qui résultent de la présence d'un obstacle à l'un des orifices du cœur tirent leur valeur séméiotique : 1° du moment de la révolution cardiaque pendant lequel ils sont perçus; 2° du siége précis de leur maximum d'intensité ; 3° de la direction dans laquelle ils se propagent.

Une lésion de l'orifice auriculo-ventriculaire gauche sera caractérisée de la manière suivante : un souffle systolique

plus ou moins intense persistant pendant une partie de la
durée du premier temps, avec son maximum d'intensité à la
pointe et se propageant du côté de l'aisselle, indique une
insuffisance mitrale. Dans le cas de rétrécissement, le bruit
morbide a le même siége et se propage de la même
manière ; mais le souffle, répondant à la systole auriculaire,
précède immédiatement le premier temps (bruit présystolique), et même, dans quelques cas, peut être perçu nettement
pendant le second temps (Hérard).

Un bruit présystolique, suivi d'un souffle systolique souvent rude et prolongé, est le signe ordinaire du rétrécissement avec insuffisance de l'orifice mitral.

Passons aux lésions de l'orifice aortique et comparons les
données de l'auscultation. S'agit-il d'un rétrécissement, le
bruit, qui est toujours assez rude, a son maximum d'intensité
au niveau de cet orifice, c'est-à-dire à la base ; il est systolique et se propage de la manière la plus évidente dans l'aorte
et dans les vaisseaux du cou, quelquefois même dans une
grande partie du système artériel.

L'insuffisance aortique, au contraire, se caractérise par
un souffle en général assez doux et comme aspiratif qui
répond exclusivement au second temps ; quoique perçu
directement à la base et dans le point où il se produit, il ne
se propage pas, comme le précédent, du côté du cou, mais
dans une direction inverse, vers la pointe du sternum.

Dans les cas où il y a à la fois rétrécissement et insuffisance
de l'orifice aortique, vous retrouvez les deux bruits systolique et diastolique avec leur timbre particulier, si, après les
avoir entendus tous les deux à leur point d'origine, vous
pouvez les suivre, isolés, chacun dans leur direction différente.

Les signes fournis par l'auscultation n'ont qu'une valeur secondaire dans les maladies de l'orifice auriculo-ventriculaire droit. Vous savez cependant qu'on peut reconnaître l'insuffisance de la valvule tricuspide au bruit morbide perçu au premier temps du cœur, au niveau de la quatrième articulation chondro-sternale gauche et dans la partie correspondante du sternum. En raison de la synergie des contractions du cœur, les données fournies par les maladies du cœur gauche sont applicables à celles du cœur droit; le même genre d'affection détermine des bruits pathologiques aux mêmes temps; ceux-ci diffèrent seulement par leur siége et leur mode de propagation.

Avant même que la maladie cardiaque ne se révèle encore par les symptômes propres à chaque variété de lésions d'orifices, le pouls traduit assez exactement le désordre de la circulation; de là le soin tout particulier avec lequel, de tout temps, on a cherché à en discerner les moindres caractères. Jusqu'à ces derniers temps, le doigt était le seul instrument qui permit de les apprécier; aujourd'hui, nous avons de plus le sphygmographe, qui, à plus de sensibilité, joint l'immense avantage de pouvoir fixer les résultats de l'exploration. Vous savez combien son emploi nous a été utile dans le cours de cette étude.

Le pouls caractéristique entre tous est celui de l'insuffisance aortique ou *pouls de Corrigan;* il est plein, ample, bondissant; mais à la distension brusque de l'artère succède immédiatement sa dépression, et le pouls s'affaisse aussitôt sous le doigt (pouls des artères non remplies de Hope; pouls défaillant de Stokes).

Dans les tracés sphygmographiques, ces caractères se tra-
duisent par une ligne ascendante absolument verticale et
toujours assez élevée, et par le crochet qui la surmonte.
Quand à l'insuffisance se joint un rétrécissement, le tracé est
sensiblement modifié dans la ligne d'ascension, mais vous
retrouvez toujours le crochet de l'insuffisance.

Dans l'insuffisance mitrale, les caractères du pouls sont
entièrement opposés à ceux que donne l'insuffisance aortique.
Aux battements faibles, inégaux et irréguliers du cœur correspond un pouls petit, misérable, irrégulièrement intermittent, à peine capable quelquefois de soulever le levier du
sphygmographe, qui ne donne alors qu'une ligne presque
horizontale sur laquelle on remarque seulement quelques
saillies irrégulières.

Le rétrécissement ayant pour effet de corriger jusqu'à un
certain point les effets de l'insuffisance, dans le cas de lésion
complexe de l'orifice mitral, vous voyez souvent le pouls
prendre un peu plus de ressort, quoique les caractères du
pouls de l'insuffisance restent en général dominants.

S'il y a seulement rétrécissement, les signes fournis par le
pouls sont de peu de valeur, car il s'éloigne peu des conditions du pouls normal, et a, comme lui, l'ascension plus
franche, le tracé plus régulier.

Les affections du cœur droit nous offrent à considérer le
pouls artériel et le *pouls veineux*. Le premier n'est remarquable que par un certain degré de faiblesse, toujours en
rapport avec l'état de la tension veineuse, et toujours d'autant
plus accusé que celle-ci est plus considérable.

Le pouls veineux peut être *vrai* ou *faux*. *Faux*, il accuse
la gêne que rencontre le sang à son passage dans les cavités

droites, mais une résistance suffisante de la valvule tricuspide; *vrai*, il acquiert une valeur pathognomonique, puisqu'il indique que la résistance de cette valvule est vaincue; on le reconnaît aux battements dont sont animés le golfe de la jugulaire et les veines du cou pendant la systole cardiaque.

Vous n'avez pas oublié que le pouls veineux vrai peut se transmettre jusque dans les veines sus-hépatiques et déterminer un soulèvement du foie à chaque battement du pouls.

Les symptômes généraux, non moins que les signes locaux, présentent, dans les diverses espèces que nous avons admises, des différences que je vais chercher maintenant à mettre en évidence.

La douleur proprement dite est un phénomène rare dans les maladies du cœur, surtout dans la lésion mitrale. C'est dans ce cas surtout qu'on peut dire avec quelque vérité que le cœur arrive quelquefois à la désorganisation la plus avancée, sans que ses altérations se révèlent par des douleurs bien accusées.

Dans les affections de l'orifice aortique cependant, et principalement lorsque l'aorte elle-même est malade dans sa portion ascendante, il n'est pas rare d'observer le symptôme douleur qui se présente alors avec des caractères sur lesquels j'ai déjà particulièrement insisté : ce sont de véritables crises pendant lesquelles le malade est en proie à une angoisse inexprimable; leur retour par accès leur donne la plus grande analogie avec l'angine de poitrine qu'elles simulent quelquefois entièrement.

Jusqu'au moment où se manifestent les premiers phénomènes de la cachexie cardiaque, des palpitations et de la dyspnée sont à peu près les seuls symptômes qui peuvent mettre sur la voie du diagnostic ; encore ne les observe-t-on qu'à de rares intervalles et sous l'influence de fatigues, d'efforts, d'émotions vives, etc. L'un et l'autre de ces symptômes se rencontrent dans toutes les variétés de la maladie ; mais vous rencontrerez plutôt les palpitations avec la lésion de l'orifice aortique, et la dyspnée dans la lésion mitrale, les premières indiquant que le cœur lutte pour établir la compensation ; la seconde, que l'action du cœur droit est insuffisante pour empêcher un trouble au moins momentané dans la circulation pulmonaire.

Si l'habitude extérieure des malades offre quelque chose de si caractéristique que Corvisart a pu avec raison en confondre les principaux traits sous la désignation de *facies propria* des maladies du cœur, ce n'est cependant qu'à une époque avancée et dans la période de cachexie que leurs diverses variétés commencent véritablement à revêtir la physionomie qu'on leur connaît généralement. Jusque-là, au contraire, elles donnent à l'aspect général du malade quelque chose d'assez spécial dans chacune de leurs formes : ainsi, l'œdème des extrémités inférieures et l'ascite appartiendront surtout aux lésions mitrales ; les hydropisies seront rares avec celles de l'orifice aortique qui donnent au malade une teinte anémique très-prononcée ; une face turgide et bleuâtre avec du gonflement des membres inférieurs et du ventre indiquera le plus souvent une maladie du cœur droit.

En raison de ces différences qui, en définitive, s'expliquent par les modifications que subit la circulation artérielle et veineuse, il vous sera facile de comprendre pourquoi les

congestions viscérales, élément si important dans ces mala
dies, ne se montrent pas avec une égale fréquence dans
toutes les variétés. Elles compliquent surtout celles où l'œdème
et les hydropisies dominent, témoignant ainsi d'une gêne
permanente de la circulation veineuse, et affectent comme
siège principal les organes les plus vasculaires et le plus immédiatement en rapport avec le cœur. De là la fréquence des
congestions pulmonaires dans les lésions des orifices auriculo-ventriculaires gauche et droit, et leur rareté dans celles
de l'orifice aortique, quoique à une époque avancée de la
maladie les complications pulmonaires s'observent également dans les unes et dans les autres.

Il est vrai que, lorsqu'une maladie du cœur est ainsi arrivée à la période où la cachexie s'accuse, elle perd en général
le cachet particulier qu'elle devait à la localisation de la
lésion; aussi observez-vous alors, à quelques différences près,
l'ensemble des symptômes dont vous trouvez le tableau sai-
sissant dans tous les auteurs, lorsqu'ils traitent de la *cachexie
cardiaque*.

A la vue des phénomènes qui caractérisent la cachexie
cardiaque, vous pouvez conclure que le cœur n'exerce plus
une action suffisante et qu'il y a, pour me servir de l'expression de Beau, *asystolie*. Peu importe alors que ce soit telle
ou telle lésion du cœur qui en ait été le point de départ,
l'effet est toujours le même et répond à une rupture plus ou
moins complète de la compensation. A cette époque de la
maladie, la question de diagnostic s'efface devant celle du
pronostic; car, il faut bien le dire, l'asystolie, lorsqu'elle
devient permanente, est le plus souvent le dernier terme de
la maladie cardiaque.

Sans insister davantage sur un point que j'ai longuement traité précédemment, je me contenterai de vous rappeler ce fait capital et caractéristique de l'asystolie : le renversement du rapport normal entre la tension veineuse et la tension artérielle, c'est-à-dire l'exagération de la première et la diminution de la seconde.

Vous verrez bientôt combien cette loi, sur laquelle H. Frey a particulièrement insisté, est féconde en déductions thérapeutiques.

Pour compléter le parallèle que nous avons cherché à tracer entre les diverses espèces de maladies du cœur, disons seulement que toutes n'arrivent pas nécessairement, et avec la même facilité, à l'asystolie et à la cachexie cardiaque. Ce mode de terminaison si ordinaire dans les affections mitrales, ou encore dans les maladies du cœur droit, qui bien souvent ne sont elles-mêmes que l'expression et la conséquence de l'asystolie, tardera à se manifester, si même il ne manque pas absolument, dans le rétrécissement et dans l'insuffisance aortiques, combattus efficacement par l'hypertrophie salutaire du ventricule gauche.

Mais si elles exposent moins immédiatement aux conséquences ordinaires de l'asystolie, les lésions de l'orifice aortique ont aussi leur gravité particulière ; car, bien plus que les autres formes, elles peuvent se terminer par la mort subite. C'est, en effet, ainsi que succombent un certain nombre de malades atteints d'insuffisance aortique, et le rétrécissement lui-même, en raison de l'anémie qu'il détermine, est une cause de syncope souvent mortelle.

Ces notions sur lesquelles vous vous appuierez pour établir votre pronostic et régler votre conduite, seraient nécessairement incomplètes si je ne vous prémunissais contre une erreur dans laquelle vous pourriez facilement tomber. Ne croyez pas, en effet, que la gravité de la maladie soit toujours en rapport avec la multiplicité des lésions dont le cœur pourra être affecté. Nul doute que lorsqu'une seconde lésion ajoute un obstacle nouveau à la circulation, les conditions soient plus défavorables; ceci est d'une vérité par trop banale; mais ce que vous devez bien savoir, c'est que l'un des obstacles, par son siége et par sa disposition, peut corriger jusqu'à un certain point les fâcheux effets de l'autre et faciliter la compensation, de telle sorte que l'issue fatale en soit notablement retardée. Ainsi vous voyez le rétrécissement mitral et l'insuffisance aortique offrir ce genre de combinaison heureuse; le premier, dont l'effet est de réduire la capacité du ventricule gauche et de congestionner les organes, se trouve combattu par la seconde, qui détermine la dilatation de la cavité ventriculaire et la diminution de l'afflux de sang à la périphérie. De même aussi, dans la lésion mitrale, l'insuffisance simple est souvent plus fâcheuse que l'insuffisance unie au rétrécissement, car celui-ci s'oppose à la tension du sang qui reflue dans l'oreillette et les veines pulmonaires. Au contraire, rien de plus mauvais que l'union de l'insuffisance mitrale avec le rétrécissement aortique; vous comprenez facilement que l'obstacle que le sang rencontre à sa sortie du ventricule ne peut qu'augmenter rapidement le degré de l'insuffisance et en aggraver les conséquences.

II

Traitement. — Il est bien difficile, quand on aborde le traitement de maladies presque incurables comme le sont la plupart des affections cardiaques, de se défendre d'un sentiment de découragement profond, et de ne pas se demander à quoi bon tant d'efforts pour arriver à un diagnostic précis si, en définitive, la thérapeutique est désarmée et la terminaison à peu près fatalement mortelle.

Mais, s'il était juste, ce raisonnement ne s'appliquerait pas seulement aux maladies du cœur, mais au plus grand nombre des maladies chroniques, pour lesquelles, aussi bien que pour celles qui nous occupent, vous ne pouvez prétendre à une guérison que ne comporte pas des lésions irrémédiables. Est-ce à dire pour cela que vous devrez rester simples spectateurs du long drame qui se déroulera sous vos yeux, et que votre rôle soit à ce point effacé? Ne le croyez pas ; car il est peu de maladies, au contraire, où votre intervention sera plus souvent réclamée, et où les soins d'un médecin éclairé se montrent plus réellement efficaces. Dans ces affections si longues et si pénibles, ce sont à chaque instant de nouveaux accidents, de nouvelles complications que vous serez appelés à combattre, et, si vous avez le tact et l'habileté que donne la science des indications, vous aurez souvent la consolation de détourner, pour quelque temps du moins, le coup qui menaçait vos malheureux malades.

N'est-ce donc rien, quand on ne peut empêcher une issue funeste, d'enrayer la marche de la maladie, ou tout au moins d'apporter au malade le soulagement qu'il est en droit d'attendre de nous?

Cela dit, voyons quelles sont les règles à suivre dans le traitement des maladies du cœur, et cherchons en même temps si vous ne rencontrerez pas quelques indications plus spéciales suivant les formes diverses qu'elles présentent.

Considérées dans leur évolution régulière, les maladies du cœur offrent, en général, à distinguer trois périodes principales : 1° une période de début pendant laquelle un acte morbide, souvent de nature inflammatoire, crée l'obstacle, cause réelle et point de départ de la maladie; 2° une période de compensation, période de lutte dans laquelle, grâce à un surcroît d'activité et à des lésions salutaires, le cœur arrive à surmonter les entraves apportées au cours du sang; 3° enfin une période de cachexie, ou terminale, qui commence avec la rupture de la compensation, et se caractérise par l'apparition de tous les symptômes qui peuvent résulter de l'enrayement des fonctions cardiaques.

A chacune de ces périodes répondent des indications thérapeutiques et un traitement particulier. Toutefois, comme il ne s'agit ici que de la maladie confirmée, il ne peut être évidemment question du traitement de la période initiale ; je laisse absolument de côté tout ce qui a trait à la manière de combattre les accidents morbides qui président le plus ordinairement à leur développement.

Nous arrivons donc immédiatement à cette période où la lésion est établie et se révèle par des signes que le médecin ne peut méconnaître; quelle conduite faut-il alors tenir?

Si vous cherchez les indications dans les symptômes offerts par le malade, le plus souvent vous ne les rencontrerez pas; car vous n'avez pas oublié que, tant que la lésion est compensée, ceux-ci sont à peu près nuls et la maladie latente. Or, vous vous trouvez en face d'une lésion contre laquelle vous savez que vous êtes impuissants; toutes les fonctions s'accomplissent avec une régularité suffisante; la conclusion toute naturelle n'est-elle pas que vous devez abandonner la maladie à elle-même, et que toute intervention de votre part serait au moins inopportune?

Telle n'est pourtant pas la conclusion que vous tirerez du caractère latent de l'affection, si vous vous rappelez à quelles conditions le cœur doit de garder, malgré la lésion dont il est le siége, ses fonctions à peu près intactes. L'existence d'un obstacle permanent entraîne aussitôt un surcroit d'activité de l'organe; à ce surcroît d'activité répondent de nouvelles altérations qui ne sont salutaires, suivant l'expression de Traube, qu'autant qu'elles aident à la compensation. Mais vous savez aussi qu'il faut vous attendre à ce que, tôt ou tard, le cœur ne suffise plus au travail excessif qui lui est imposé, et qu'alors apparaîtront les symptômes véritablement menaçants de la maladie. Le devoir du médecin est donc de chercher, autant qu'il est en son pouvoir, de placer l'organe malade dans les conditions les plus favorables au maintien de l'intégrité de ses fonctions, et de retarder ainsi l'époque où surviendra la cachexie cardiaque. De là un certain nombre d'indications que nous allons passer rapidement en revue, et desquelles découle le traitement des maladies du cœur à la période de compensation.

1° *Indications générales.* — En présence d'un organe malade et condamné à un surcroît de travail continuel par le fait même de la permanence de la lésion, l'indication capitale est de l'affranchir de toute stimulation qui serait de nature à en exagérer l'activité morbide. Le malade sera donc soumis aux règles de l'hygiène la plus sévère : ainsi, jamais d'efforts inutiles ni de fatigues excessives ; éviter avec soin les veilles

et les excès de toutes sortes ; se garder autant que possible
des émotions violentes ; se placer dans les conditions d'une
vie calme et paisible : tels sont les moyens les plus propres à
donner à l'organe affecté le repos relatif qui lui est nécessaire, et à arrêter les progrès de la maladie.

Ces précautions, toujours utiles pour prévenir les conséquences fâcheuses de la lésion cardiaque, sont absolument
indispensables lorsque, sous l'influence de quelque circonstance accidentelle que l'attention la plus rigoureuse ne permet pas toujours d'éviter, le cœur se trouve momentanément
un peu forcé : avec quelques soins et un régime sévère,
l'asystolie peut n'être que passagère, et le malade bientôt
rendu à ses conditions de santé ordinaire.

Il faut tenir aussi grand compte de l'influence des agents
extérieurs sur les fonctions qui sont le plus immédiatement
en rapport avec la circulation. L'action du froid et de l'humi-
dité sur la peau et sur l'appareil respiratoire entraîne si facilement une gêne consécutive de la circulation cardiaco-
pulmonaire, qu'on doit avoir grand soin d'en garantir les
malades. C'est pour cette raison que vous conseillerez l'usage
habituel de la flanelle sur la peau, l'habitation dans des lieux
secs et bien exposés, le séjour dans le Midi pendant la
mauvaise saison, etc., et vous ne négligerez jamais, en outre,
de combattre les moindres accidents qui seraient de nature
à précipiter la marche de la maladie.

2° *Indications spéciales.* — En dehors des précautions
générales que nous venons d'indiquer et qui ne sont que
l'application méthodique des moyens hygiéniques appropriés,
il est d'autres indications plus spéciales qui découlent à la

fois du caractère et du siége de la lésion cardiaque, ainsi que de ses effets consécutifs sur l'organe affecté.

Puisque la maladie ne peut demeurer latente qu'autant que la lésion reste compensée, vous respecterez, vous favoriserez même le plus que vous pourrez les lésions secondaires qui aident à la compensation. Ainsi, dans le rétrécissement aortique où, grâce à l'hypertrophie consécutive, le cœur lutte avec avantage contre l'obstacle, et lance dans les artères une ondée suffisante, vous vous garderez bien d'entraver en quoi que ce soit le développement de cette altération secondaire, et au besoin vous vous appliquerez à soutenir l'action du cœur, si celle-ci vient à être défaillante.

Mais votre intervention sera plus impérieusement réclamée dans les cas de dilatation qui conduisent directement et rapidement à l'affaiblissement des parois cardiaques; il sera nécessaire alors d'appeler la thérapeutique à votre secours, et de chercher à rendre au cœur un peu de l'énergie qu'il perd chaque jour.

Ce but, vous l'atteindrez surtout à l'aide des toniques et des reconstituants. Il y a loin de cette médication vraiment rationnelle qui repose sur une connaissance exacte de la physiologie pathologique des désordres cardiaques, à la méthode des saignées et de la diète à outrance connue sous le nom de traitement d'Albertini et de Valsalva, autrefois si préconisée et aujourd'hui heureusement entièrement bannie de la thérapeutique des maladies du cœur. Appliqué dans toute sa rigueur, je ne connais pas de moyen plus sûr de ruiner les forces du malade et de le jeter en peu de temps dans une cachexie irrémédiable.

Cette proscription, entendons-nous bien, n'est absolue

qu'autant qu'elle s'applique à la méthode, et pour les émissions sanguines en particulier, il est bien des cas où elles trouvent, à cette époque même de la maladie, leur indication formelle. Il peut arriver, par exemple, que des congestions répétées et plus ou moins permanentes annoncent une tension veineuse excessive; ou bien encore que, sous l'influence de quelque complication accidentelle du côté des organes respiratoires, la circulation cardiaco-pulmonaire se trouve momentanément troublée. Dans ces conditions, une déplétion sanguine générale ou locale est nécessaire et sera presque toujours suivie des meilleurs effets. A mesure que la tension du système veineux diminue, le cœur ne tarde pas à récupérer toute l'énergie de ses contractions, le soulagement suit immédiatement, et, si la saignée est suffisamment ménagée, il n'y a nullement à craindre qu'elle devienne une cause d'affaiblissement pour le malade.

Ainsi, dans la période de compensation, la médication sera, en général, tonique et reconstituante, et, pour la diriger, on se réglera plus encore sur l'état général du sujet que sur les conditions du cœur lui-même. Elle sera, toutefois, plus particulièrement indiquée dans les formes qui, comme les lésions de l'orifice aortique, ont pour effet de diminuer notablement le volume de la colonne sanguine artérielle, et sont, pour cette raison, toujours accompagnées d'une anémie assez prononcée.

Telles sont les conditions dans lesquelles vous prescrirez avec le plus d'avantage le quinquina uni aux amers et aux ferrugineux; et si à ces agents thérapeutiques vous joignez les précautions hygiéniques, repos absolu, alimentation légère, etc., sur lesquelles j'ai déjà suffisamment insisté, vous

verrez le plus souvent cesser le trouble momentané des fonctions cardiaques, et le malade reprendre bientôt ses occupations habituelles.

Il peut se faire cependant que ces moyens ne suffisent pas,
si surtout vous avez déjà à combattre un affaiblissement un
peu persistant de la contraction ventriculaire. A l'usage des
toniques joignez alors l'emploi de quelques stimulants ; dans
ces circonstances, le vin, l'éther, la liqueur anodine d'Hoff-
mann, l'acétate d'ammoniaque, etc., sont appelés à vous
rendre de grands services, car leur action excitante sur le
système nerveux est éminemment propre à réveiller les contractions de l'organe.

A cette époque de la maladie, lorsque déjà certains troubles de la nutrition ne permettent pas de méconnaître que
la fonction même de l'hématose est bien réellement en souffrance, on peut se demander s'il ne serait pas possible de
retarder la cachexie imminente en reconstituant le malade à
l'aide d'un de ces moyens si employés dans un grand nombre
de maladies chroniques : je veux parler de l'hydrothérapie et
du traitement thermal.

Nul doute qu'il n'est aucune médication plus puissante et
plus capable de relever les forces d'un organisme défaillant ;
à ce point de vue il semble donc qu'il n'en soit pas de mieux
indiquée. Mais il ne faut pas oublier que vous n'obtiendrez
cet effet reconstituant qu'au prix d'une stimulation souvent
très-énergique et toujours assez longtemps prolongée ; et
que, par conséquent, vous allez imposer au cœur un surcroît de travail qui doit, s'il n'est plus capable de le soutenir,
précipiter nécessairement la marche de la maladie.

On comprend donc qu'en face de cette appréhension, la plupart des médecins s'abstiennent de conseiller et proscrivent même l'emploi des eaux minérales et de l'hydrothérapie.

Si, en effet, on se trouvait toujours dans cette alternative d'un danger certain à courir en vue d'un succès plus ou moins hypothétique, mieux vaudrait évidemment rejeter complétement l'emploi de ces moyens. Mais les faits ont parlé, et il n'est pas douteux que bon nombre de malades ont tiré de grands avantages de leur séjour dans une station thermale ou d'un établissement hydrothérapique. Ce sont donc des médications qui peuvent avoir leur utilité et qu'il serait injuste de proscrire; mais ce sont aussi des armes à deux tranchants qu'il faut manier avec habileté et dont on ne doit se servir qu'avec précaution; le tout est donc de mesurer leur application et de savoir dans quelles conditions et comment elles doivent être employées.

Elles trouvent, je l'ai dit, leur indication dans la nécessité de reconstituer les forces générales de l'organisme en activant la circulation et la fonction hématosique; leurs contre-indications résultent, au contraire, du danger d'une stimulation trop vive qui pourrait avoir pour conséquence la suspension complète des mouvements du cœur et la mort par syncope, ou du moins l'affaiblissement définitif de ses contractions avec les symptômes de l'asystolie confirmée.

Vous ne soumettrez donc jamais à ce genre de traitement les malades qui, par le caractère même de la lésion dont ils sont affectés, sont exposés à périr de mort subite. Ainsi, l'insuffisance aortique présente pour cette raison une contre-indication formelle, sans compter que l'âge relativement avancé des malades chez lesquels on la rencontre ordinaiment est peu favorable à une médication qui exige toujours une certaine force de résistance.

Ce traitement conviendrait mal également dans les cas d'insuffisance mitrale un peu avancée, lorsque les parois cardiaques affaiblies commencent à subir déjà un certain degré de dégénérescence. Il ne peut donc être employé avec quelque sécurité que par des malades dont l'affection n'est pas très-ancienne, et chez lesquels on a constaté que le rétrécissement l'emporte sur l'insuffisance. Si le sujet est jeune encore, la maladie d'origine rhumatismale, le rhumatisme, pour une bonne part dans l'anémie qui aggrave les conséquences de la lésion cardiaque, les conditions les plus favorables pour le succès de la médication que nous cherchons à apprécier se trouvent réunies, et l'emploi de l'hydrothéraphie ou des eaux thermales, sous la direction d'un médecin prudent et éclairé, donnera très-souvent d'excellents résultats.

Arrivés à leur période ultime, dans cette phase de leur evolution où se manifeste la cachexie cardiaque, les maladies du cœur présentent de nouvelles indications qui découlent à la fois de l'état du cœur lui-même, de la manière dont il fonctionne, et des phénomènes généraux qui sont la conséquence du désordre de la circulation.

Comme fait initial et servant de point de départ au développement de la cachexie cardiaque, nous avons signalé la rupture de la compensation et l'affaiblissement des contractions du cœur, en un mot ce que, depuis Beau, on est convenu d'appeler l'asystolie. Qu'elle soit primitive et directe comme dans les affections du cœur droit et les cardiopathies symptomatiques d'une maladie pulmonaire, qu'elle soit secondaire et indirecte, comme il arrive lorsque les orifices gauches sont altérés, toujours l'asystolie a pour caractère fondamental, ainsi que nous l'avons établi, une exagération de la tension veineuse, c'est-à-dire le renversement du rapport qui existe normalement entre les tensions artérielle et veineuse. La distension des veines sous-cutanées et profondes, les congestions viscérales et les hydropisies d'une part, la petitesse du pouls artériel d'autre part, ne sont autre chose que l'expression symptomatique de la loi qui gouverne l'asystolie ; ce sont là, en effet, les signes principaux par lesquels se révèlent l'affaiblissement de la systole ventriculaire et l'insuffisance de la compensation. De ces données, fournies par une analyse clinique rigoureuse, surgit immédiatement la double indication qui domine le traitement de l'asystolie. La première est de chercher à rendre au cœur la contractilité qu'il a perdue ; la seconde, de ramener à leurs rapports normaux les tensions respectives des deux systèmes artériel et veineux.

Pour répondre à cette double indication, vous n'avez pas de médicament plus efficace que la *digitale*, qui, pour cette raison, peut être vraiment regardée comme le remède par excellence des maladies du cœur ; mais ce médicament, si utile quand il est donné à propos et d'une manière convenable, peut devenir extrêmement nuisible s'il est, comme il arrive trop souvent, administré inconsidérément. Ce n'est pas, remarquez-le bien, le remède de tous les cas et de tous les moments de la maladie ; il y a ici une question de doses et d'opportunité tout à fait capitale, d'où dépend le succès de la médication. C'est ce que je vais essayer de démontrer en vous faisant connaître le mode d'action de la digitale, et la manière de l'employer.

Si vous étudiez l'action physiologique de ce médicament, et ce travail vous est rendu facile par les recherches auxquelles on s'est livré dans ces dernières années (Traube, Sée, Legroux, Bordier, C. Paul, etc.), vous trouvez dans l'analyse des faits expérimentaux ces deux phénomènes : 1° le ralentissement des battements du cœur ; 2° l'augmentation de la pression artérielle. Ces résultats sont constants à la condition toutefois qu'on ait la précaution de n'administrer que de petites doses de digitale.

Peut-être êtes-vous curieux de savoir comment et par quel mécanisme de tels effets sont produits ; quel rôle joue le système nerveux dans cette action si particulière de la digitale sur le cœur ; si cette action enfin s'exerce ou non directement sur la fibre musculaire du cœur elle-même ? Ce sont là autant de questions aujourd'hui encore extrêmement discutées, dont la solution heureusement nous importe peu pour le moment. Ce qui intéresse surtout le clinicien, ce sont les résultats de l'action du médicament chez l'homme sain comparés avec ceux que l'on obtient dans l'état de maladie, et en particulier dans les affections cardiaques, puisque c'est de là seulement qu'on peut déduire les applications thérapeutiques.

Or, sur ce point, pas de doute possible ; l'action de la digitale sur le cœur est bien la même, que cet organe soit dans ses conditions physiologiques, qu'il soit au contraire plus ou moins profondément altéré. En voulez-vous la démonstration ? Vous n'avez qu'à vous rappeler les exemples que vous aviez encore dernièrement sous les yeux, et plus spécialement les deux malades dont j'ai analysé les observations dans nos précédentes conférences, les n°ˢ 20 de la salle Sainte-Jeanne (page 54) et 6 de la salle Saint-Antoine (page 22).

Chez ces deux malades, à leur entrée à l'hôpital, les battements du cœur étaient faibles et irréguliers, le pouls petit et misérable; un gonflement très-prononcé des veines, la cya nose de la face et des extrémités, des hydropisies considé- rables, indices d'une tension veineuse excessive, ne permet- taient pas de méconnaître une asystolie des plus accusées. Scus l'influence de petites doses de digitales données pendant un temps assez long, peu à peu les battements du cœur se sont régularisés, le pouls s'est relevé; en même temps, l'urine a recommencé à couler avec plus d'abondance, les veines sont devenues moins turgides, les épanchements eux-mêmes se sont en grande partie résorbés; bref, au bout de quelques semaines, tous les symptômes de l'asystolie avaient disparu, et il y avait une amélioration notable.

Ainsi, dans l'un et l'autre cas, vous avez constaté les effets physiologiques du médicament : la régularisation et le ralen- tissement des battements du cœur, ainsi que l'augmentation de la pression artérielle; mais, en même temps, vous avez pu reconnaître que l'action thérapeutique de la digitale n'est que le corollaire de son action physiologique; car, d'une part, ce n'est qu'en augmentant la puissance contractile du cœur qu'elle a modéré le tumulte de ses battements; et, d'autre part, par l'élévation de la pression du sang dans les artères, nous n'avons fait que rétablir le rapport normal de la tension dans les deux systèmes. Or, vous le savez, ce sont là les deux indications capitales qui se présentent dans l'asys- tolie, et les exemples précédents vous ont montré jusqu'à quel point la digitale, aidée du repos et d'un régime convenable, peut y satisfaire quand la maladie, toutefois, n'est pas trop avancée.

Comme, en définitive, les accidents ne cèdent qu'au retour de la compensation, et que celle-ci ne se rétablit qu'autant que le médicament parvient à ranimer les contractions affaiblies du cœur, nous sommes autorisés, par conséquent, à considérer, avec Beau, la digitale ainsi administrée comme un véritable *tonique du cœur;* et lors même qu'elle semble n'être, comme on le dit, qu'un *sédatif cardiaco-vasculaire,* soyez bien convaincus que c'est le plus souvent par son action tonique sur les parois du cœur qu'elle arrête le désordre d'où résulte le tumulte ou l'exagération de ses battements.

Ce mode d'action de la digitale une fois bien compris, rien n'est plus facile que d'en formuler les contre-indications. Puisqu'elle agit surtout de manière à augmenter la puissance des contractions du cœur, vous vous garderez de la prescrire dans l'hypertrophie simple de cet organe, où elle est doublement contre-indiquée par l'énergie de la systole et par l'exagération de la pression artérielle. De même aussi, et à plus forte raison, vous abstiendrez-vous de combattre par ce moyen les effets des lésions compensatrices, tant que le cœur lutte encore avec succès contre l'obstacle que rencontre l'ondée sanguine au niveau d'un orifice rétréci. Ajouter encore au surcroît d'énergie qu'il développe serait l'exposer à une fatigue prompte et provoquer une asystolie prochaine.

C'est encore un remède que vous n'emploierez qu'avec de grands ménagements dans la cachexie cardiaque avancée, lorsque le teint jaunâtre de la face et l'albuminurie persistante, comme vous en avez un exemple en ce moment au n° 31 de la salle Sainte-Jeanne, vous feront supposer que les parois du cœur ont déjà subi une altération profonde, et très-probablement la dégénérescence graisseuse.

J'arrive maintenant à la manière dont la digitale doit être administrée; c'est un point capital dans cette question de thérapeutique.

En étudiant l'action de la digitale, et en vous montrant ses effets toujours identiques, j'ai eu soin de vous faire observer qu'on ne les obtenait qu'à la condition de donner ce médicament à petites doses et pendant un temps relativement assez long. Les résultats seraient tout autres si la digitale était ad ministrée d'une manière différente. Ainsi que Traube l'a parfaitement établi, à doses élevées et toxiques, ses effets sont absolument l'inverse de ceux que nous connaissons; car, loin de ralentir les battements du cœur, la digitale alors les accélère, et, loin d'accroître la pression artérielle, elle l'abaisse notablement.

Ceci vous explique les divergences que vous rencontrerez dans les résultats obtenus par les divers expérimentateurs, qui n'ont pas toujours suffisamment tenu compte, dans leurs recherches, du mode d'administration de la digitale et des doses employées. Vous comprenez, en outre, comment l'élévation des doses peut rendre, à un moment donné, l'usage de ce médicament non-seulement inutile, mais même fâcheux. En effet, en diminuant la tension artérielle, vous augmentez nécessairement la tension veineuse, c'est-à-dire que vous créez vous-mêmes une sorte d'asystolie artificielle qui, s'ajoutant à celle qui résulte de l'affaiblissement des parois du cœur, contribue à aggraver le mal et à précipiter le dénoûment.

On ne peut donc espérer combattre l'asystolie par la digitale qu'en la donnant à doses modérées. La meilleure préparation que vous puissiez employer est la poudre de feuilles de digitale que vous prescrirez à la dose de 10 à 20 centigrammes, soit en pilules, soit suspendue dans une potion qu'on prendra dans les vingt-quatre heures. Les feuilles de digitale, et mieux encore la poudre, à la dose de 20 à 60 centigrammes, sont aussi communément employées en infusion qu'on peut donner soit en tisane, soit en potion.

Outre ces préparations, vous avez encore à votre disposition la teinture alcoolique de digitale, infiniment préférable à la teinture éthérée, qui se donne à la dose de 10 à 40 gouttes par jour ; et la digitaline, que je vous engage cependant à n'employer qu'avec réserve, en raison même de son extrême activité (par granules de 1 milligramme, 1 à 4 par jour).

Une dernière remarque sur cette médication. Quelle que soit la prudence que vous ayez apportée dans l'administration de la digitale, vous devez en surveiller incessamment l'action, parce qu'elle s'accumule dans l'organisme et peut, à un moment donné, si vous n'y prenez garde, produire des effets tout autres que ceux que vous pouvez en attendre. Comme élément d'appréciation, je vous conseille, à l'exemple de M. Jaccoud, de tenir grand compte de l'état de la sécrétion urinaire ; vous allez en comprendre facilement la raison.

Par l'action qu'elle exerce sur la pression artérielle, la digitale tend à augmenter l'écoulement de l'urine, toujours diminué quand se manifeste l'asystolie. C'est donc un diurétique puissant, et, à coup sûr, le meilleur que vous puissiez employer dans les affections cardiaques. Attendez-vous donc, dans les premiers temps de son administration, à voir augmenter la quantité d'urine rendue dans les vingt-quatre heures. Tant que la sécrétion urinaire est abondante, comme le dit M. Jaccoud, il n'y a pas de danger ; mais si, le régime et la médication restant les mêmes, la quantité d'urine rendue en vingt-quatre heures diminue de nouveau et tend vers le chiffre qu'elle présentait au commencement du traitement, oh! alors, soyez certains que la pression artérielle a commencé à s'abaisser; l'asystolie artificielle est proche, il faut s'arrêter. (*Clinique médicale*, p. 212.)

La nécessité de diminuer la tension veineuse et de combattre les hydropisies qui en sont la conséquence, donne à la médication diurétique une importance considérable dans la période terminale des affections du cœur.

Parmi les nombreux médicaments réputés diurétiques, c'est encore la digitale qui occupe, ainsi que nous venons de le voir, le premier rang, et sur laquelle vous devez surtout compter pour remplir cette indication. Aussi entre-t-elle dans la plupart des préparations usitées en ce cas, comme dans le vin de Trousseau (vin diurétique de l'Hôtel-Dieu) où elle est unie à la scille et à l'acétate de potasse.

La scille est un médicament que vous emploierez également avec avantage ; elle fait, avec le quinquina, la base du célèbre vin amer et diurétique de la Charité.

L'oxymel scillitique est encore une excellente préparation, d'un usage journalier, qu'on ajoute à la tisane ou dans les potions, avec ou sans addition de sirop de pointes d'asperges.

Plusieurs sels ont des propriétés diurétiques incontestables; les plus employés sont les sels de potasse : nitrate,

acétate, tartrate, etc., que vous donnez dans la tisane à la
dose de 2 à 4 grammes.

Les tisanes que l'on conseille le plus ordinairement sont
celles dans la composition desquelles entrent les espèces dites
diurétiques, ou encore les tisanes de chiendent, de parié-
taire, d'uva ursi, etc.

En même temps que vous cherchez à désemplir le système
veineux en provoquant l'accroissement de la sécrétion urinaire, vous devez profiter de l'intégrité ordinairement parfaite des voies digestives pour agir de la même manière sur
celui de la veine porte : les purgatifs répétés remplissent
merveilleusement cette indication. Quelque avancée que soit
la maladie, il est rare, en effet, qu'une purgation un peu
abondante ne procure pas un soulagement immédiat, et la
facilité avec laquelle elle est généralement supportée permet d'en répéter impunément l'emploi à d'assez courts intervalles. Vous choisirez de préférence les purgatifs dits
hydragogues, qui, à doses modérées, déterminent un flux
abondant et ne fatiguent pas les malades. Les plus usités
dans ce cas sont la scammonée, à la dose de 40 à 60 centigrammes, et la teinture composée de jalap ou eau-de-vie alle-
mande, de 15 à 30 grammes, additionnée ou non d'une égale
quantité de sirop de nerprun.

Je n'ajouterai rien à ce que j'ai dit précédemment sur
l'emploi des émissions sanguines pour combattre les congestions viscérales qui se développent dans le cours des affections cardiaques. Lorsque l'état avancé de la maladie contre-
indique l'application de ce moyen, ce sont encore, avec les

révulsifs cutanés, les purgatifs et les diurétiques qui seront les meilleurs remèdes contre ces dangereuses complications, et réussiront le mieux à en retarder les fâcheuses consé-quences.

Quand arrive enfin le moment où les hydropisies sont con-sidérables, et que, par leur abondance même, elles menacent la vie du malade, il devient absolument nécessaire d'évacuer directement le liquide épanché. Alors se posent l'indication de la ponction abdominale contre l'ascite et, beaucoup plus rarement, celle de la thoracocentèse contre l'hydrothorax. Ce sont là, vous le comprenez bien, des moyens auxquels on ne recourt que lorsqu'on a vraiment la main forcée, car ils ne peuvent avoir que des effets purement palliatifs, et toujours le liquide se reproduit avec une extrême rapidité.

Il n'en est plus de même des piqûres que vous serez sou-vent obligés de faire sur les extrémités inférieures pour re-médier à la distension énorme que l'œdème leur fait subir. Pratiquées en petit nombre, elles donnent issue à une quan-tité de sérosité considérable dont l'écoulement se continue en général assez longtemps, non-seulement pour amener la diminution du membre œdématié, mais pour soustraire même, dans quelques cas favorables, une notable quantité du liquide épanché dans les cavités séreuses.

Seulement, et je termine par cette dernière recomman-dation, n'employez jamais la lancette pour pratiquer ces pi-qûres, et évitez de les trop rapprocher, dans la crainte de voir survenir, comme complication, ces inflammations érysi-pélateuses et gangréneuses, si communes et si dangereuses en pareille circonstance.

SIXIÈME LEÇON

PÉRICARDITE RHUMATISMALE.

Sommaire. — Observation : rhumatisme articulaire subaigu avec péricardite. —
Forme *sèche* de la péricardite ; ses signes physiques : voussure, frémissement vibratoire, bruit de frottement. — Pouls de la péricardite sans épanchement. — Lésions anatomiques.
Parallèle entre la péricardite rhumatismale et la péricardite aiguë des auteurs.
Caractères de la première : 1° sa fréquence relative ; 2° son caractère latent ;
3° sa forme sèche ; 4° son peu de gravité.
Diagnostic différentiel : Pleurésie, endocardite, insuffisance aortique. — Pronostic. — Indications thérapeutiques.

Messieurs,

Au n° 20 de la salle Saint-Antoine se trouve en ce moment
une jeune fille de vingt-cinq ans, passementière, entrée à
l'Hôtel-Dieu il y a quelques jours seulement, avec de la fièvre
et plusieurs articulations gonflées et douloureuses.

Malgré son apparence robuste, elle présente tous les attri-
buts de cette constitution molle et lymphatique si favorable
au développement du rhumatisme. Sa santé a toujours été
très-bonne jusqu'au moment où elle vint, à l'âge de vingt
ans, s'établir à Paris. Réglée à quinze ans, la menstruation
avait toujours été régulière ; depuis qu'elle est à Paris, elle
est au contraire en général assez mal réglée et sujette à des
écoulements leucorrhéiques plus ou moins abondants.

Il est vrai que les conditions hygiéniques auxquelles elle a
été soumise sont des plus déplorables. Elle habite un loge-
ment humide et mal aéré, dans lequel elle ne fait jamais de
feu ; et l'exiguïté de ses ressources est telle, que ne gagnant

que 1 fr. 50 c. par jour, elle ne peut consacrer que 50 c. à sa nourriture. Chez elle, la malpropreté se joint à la misère, et vous voyez encore en ce moment, sur diverses parties de son corps, les traces d'une éruption vésiculeuse caractéristique de la gale.

Jamais cette femme n'a eu de rhumatisme antérieurement ; ses antécédents héréditaires, interrogés avec soin, ne nous ont fourni aucune donnée de nature à faire supposer une prédisposition particulière à des affections de ce genre.

Notons enfin qu'elle est accouchée une seule fois, il y a trois ans, d'un enfant mort ; les suites de cette couche n'ont été accompagnées d'aucun accident.

La maladie qui amène cette femme à l'hôpital remonte à une quinzaine de jours. Pendant la première semaine, elle se sentit mal à l'aise, éprouvait de la courbature, de la diminution dans ses forces et dans son appétit ; mais elle pouvait encore continuer son travail. Ce fut seulement quatre jours avant son entrée à l'Hôtel-Dieu que les mains et les pieds commencèrent à se gonfler et à devenir douloureux ; la tuméfaction s'étendit bientôt aux poignets et aux genoux. La fièvre paraît avoir été médiocrement intense ; il n'y eut point de frisson initial.

Tel était encore l'état de cette malade le jour où nous la vîmes pour la première fois. Il était facile de reconnaître la nature de la maladie dont elle était atteinte au gonflement considérable que présentaient ses deux mains, principalement à leur face dorsale ; à la tuméfaction se joignaient de la rougeur, de la chaleur, de la douleur, en un mot, tous les signes caractéristiques de l'inflammation.

Ce n'étaient pas là les seules parties affectées : les pieds offraient aussi un certain degré de gonflement; aux genoux et aux poignets la malade accusait également de la douleur. En même temps, la peau était chaude et mouillée par la sueur ; la température prise sous l'aisselle s'élevait à 39°,2 ; le pouls, assez développé, donnait de 96 à 100 pulsations. Malgré cet état fébrile évident, les fonctions digestives restaient à peu près intactes, la langue était légèrement blanchâtre et l'appétit conservé. De cet ensemble de symptômes qui se sont à peine modifiés depuis l'entrée de la malade dans notre service, il y a quatre jours, vous devez conclure que vous vous trouvez en présence d'un cas de rhumatisme articulaire aigu de moyenne intensité chez une jeune femme atteinte pour la première fois de cette affection. C'est là, par conséquent, un fait assez vulgaire et qui mériterait à peine de fixer notre attention, si un examen attentif ne nous avait révélé une de ces complications intéressantes que nous rencontrons si souvent dans le rhumatisme, depuis que, instruit de leur fréquence par les belles recherches de M. Bouillaud, le médecin s'applique davantage à les trouver.

Il est certain que si l'on n'avait égard qu'aux symptômes observés, on serait difficilement mis sur la voie d'une complication quelconque du côté de l'organe central de la circulation. Interrogez cette malade, elle n'accuse aucune douleur à la région précordiale ; elle n'exprime nul sentiment de gêne et d'oppression, elle ne sait même pas ce que c'est que des palpitations. Rien dans le rhythme du pouls n'indique non plus un trouble évident des fonctions cardiaques ; sa fréquence seule répond à l'intensité d'ailleurs assez modérée du mouvement fébrile.

Si vous consultez, au contraire, les signes physiques, vous

ne tarderez pas à reconnaître combien cette absence de troubles fonctionnels est trompeuse, et qu'il y a lieu d'appliquer
au cas actuel, malgré le peu d'acuité du rhumatisme, la loi
de coïncidence de l'endocardite et de la péricardite avec le
rhumatisme articulaire.

Passons rapidement ces signes en revue, et cherchons à
les interpréter.

A la seule inspection du thorax, vous découvrez d'abord,
au niveau de la région précordiale, une légère *voussure;* la
main appliquée fortement en cet endroit éprouve la sensation très-nette d'un *frémissement vibratoire* qui rappelle le
frémissement cataire, seulement fort atténué.

La palpation fait également reconnaître l'impulsion de la
pointe du cœur qui bat à 2 centimètres en dehors et au-
dessous du mamelon. La matité précordiale ne m'a pas paru
sensiblement augmentée.

En portant l'oreille sur divers point de la région précordiale, partout et principalement dans l'étendue de la troisième et cinquième côte, vous entendez un bruit morbide,
assez superficiel et diffus, isochrone avec les battements du
cœur, mais dont l'intensité est plus accusée pendant la systole que pendant la diastole. C'est un *bruit de frottement,*
bruit de va-et-vient qui varie un peu, suivant le point que
l'on explore. Assez rude vers la partie moyenne, il donne
exactement la sensation de la neige qu'on écrase sous le pied
après une nuit de gelée ; il est beaucoup plus doux à la base
et quand on se rapproche du sternum ; vers la pointe et du
côté de l'aisselle, on entend un véritable souffle. En exagé-
rant la pression, soit avec l'oreille, soit avec le stéthoscope,

vous ne modifiez pas d'une manière évidente la force ou la rudesse du bruit morbide.

Quant aux bruits d'orifices, vous constatiez, il y a deux jours, qu'ils étaient à peu près normaux. A l'orifice aortique le claquement valvulaire est resté net et ne s'accompagne d'aucun souffle; les bruits de la pointe, au contraire, sont sourds et étouffés, et je notais tout à l'heure un souffle systolique se propageant du côté de l'aisselle, indice à peu près certain d'une altération récente de la valvule mitrale.

Signalons enfin, pour terminer, chez cette femme, manifestement chlorotique et rhumatisante, l'existence d'un murmure continu, avec renforcement très-intense dans les vaisseaux du cou.

Voussure, frémissement vibratoire et bruit de frottement, tels sont les signes positifs qui, malgré l'absence de troubles fonctionnels évidents, nous ont conduit à diagnostiquer, chez notre malade, une *péricardite* complication du rhumatisme articulaire dont elle est atteinte. Ces signes ont donc une valeur séméiotique absolue, puisque seuls ils suffisent pour le diagnostic de la péricardite ; à ce titre, ils méritent que nous en cherchions la signification.

Dans les inflammations du péricarde, de même que dans celles de la plèvre, la voussure est un phénomène que vous rencontrerez assez généralement. Seulement, dans la pleurésie, toujours l'augmentation de volume du côté affecté répond assez exactement à la quantité de liquide épanché, et ne s'accuse par conséquent qu'à une époque éloignée du début; dans la péricardite, au contraire, s'il arrive, ainsi que M. Louis l'a remarqué le premier, qu'un épanchement notable déter_ mine également une voussure d'autant plus considérable que le liquide est plus abondant, il n'est pas rare aussi, comme dans l'exemple que vous avez sous les yeux, qu'une voussure évidente soit l'un des premiers signes de la maladie. Dans ce cas, vous ne pouvez pas supposer que la saillie de la région précordiale reconnaisse pour cause la distension du sac péricardique ; il faut nécessairement chercher une autre explication. La seule qui en ait été donnée est due à M. Gendrin, qui attribue la tuméfaction de la région précordiale à la paralysie de l'extrémité antérieure du diaphragme et des muscles intercostaux correspondants. Il y aurait donc là un effet analogue à celui qu'on observe dans la péritonite, où l'inflammation de la séreuse paralyse en quelque sorte la tunique musculaire de l'intestin et produit ainsi le météorisme.

Le frémissement vibratoire que vous percevez à la main est un signe d'une grande valeur ; mais il manque souvent au début de la péricardite. Il ne suffit pas, en effet, que les deux surfaces séreuses qui glissent au contact l'une de l'autre aient perdu leur poli, pour que des vibrations tactiles soient transmises, il faut encore que les produits plastiques que l'inflammation y dépose offrent assez de résistance pour rendre les vibrations appréciables à la main. Aussi est-ce principalement à une époque avancée de la maladie, et lorsque les dépôts pseudo-membraneux ont déjà subi un certain degré d'organisation qui a augmenté leur consistance, qu'on rencontre un frémissement plus ou moins rude, et, en particulier, le frémissement cataire.

Il n'en est pas de même pour le bruit de frottement que l'on entend en appliquant l'oreille nue ou armée du stéthoscope sur la région précordiale ; l'irrégularité seule des sur-

faces suffit pour le produire. C'est, par conséquent, un des
phénomènes qui manquent le moins, et bien souvent le seul,
il faut le reconnaître, qui nous mette sur la voie du diagnostic. Il se manifeste ordinairement dès le début de l'inflammation du sac péricardique, et, suivant l'étendue, la
consistance et la disposition des dépôts plastiques, il peut
éprouver des modifications sans nombre dans son timbre et
dans son intensité : de là les noms de bruit de frottement, de
craquement, de raclement, de cuir neuf, etc., sous lequel on
le désigne.

L'existence d'un bruit de frottement suppose le glissement
des deux surfaces irrégulières l'une sur l'autre; il doit donc
cesser de se produire lorsque l'abondance de l'épanchement
ne permet plus leur contact. C'est ce qui arrive en effet dans
la péricardite quand l'épanchement vient s'interposer entre
la face extérieure du cœur et le feuillet du péricarde qui ta-
pisse les côtes et le sternum. Le frottement ne reparaît que
lorsque le liquide est en partie résorbé, et il prend ordinairement alors un caractère de rudesse qu'il n'avait pas dans
la première période de la maladie. C'est ce que vous observez
du reste dans la pleurésie, où les bruit de frottement ne sont
perçus-qu'au moment de l'organisation des fausses membranes
et après la disparition presque complète de l'épanchement.

Pour que les phénomènes que nous venons de passer en
revue aient la valeur séméiologique que nous leur avons at-
tribuée, il est nécessaire que nous démontrions que c'est
bien dans le péricarde qu'ils se sont produits. Or, voussure,
frémissement vibratoire et bruits de frottement à la région
précordiale peuvent se rencontrer sans que le péricarde ne

soit aucunement affecté. Il n'est pas rare en effet d'observer des sujets chez lesquels le poumon recouvre une grande partie de la surface du cœur, de sorte qu'une pleurésie siégeant en avant pourra donner la plupart des signes précédemment indiqués ; d'un autre côté, dans certaines lésions d'orifices, la rudesse des bruits, le volume excessif de l'organe, produisent également des phénomènes analogues à ceux observés dans la péricardite ; il est donc absolument indispensable que nous insistions encore sur quelques caractères dont la connaissance vous ôtera, je l'espère, toute chance d'erreur.

Pour la malade qui fait le sujet de cette leçon, il n'y a pas de doute possible, la lésion siége dans le péricarde, et il s'agit bien d'une péricardite ; en voici les raisons : 1° Les bruits morbides se disséminent sur une large surface dont l'étendue répond de la troisième à la cinquième côte. C'est là un signe important que vous ne rencontrerez pas dans les altérations d'orifices, où le bruit de souffle valvulaire se localise toujours d'une manière assez précise à son point d'origine, et y offre tout au moins son maximum d'intensité. Le frottement péricardique, qui dans certains cas est manifestement soufflant, s'étale en surface, et son timbre ainsi que sa dureté varient suivant les divers points que l'on explore ou la position qu'on fait prendre au malade.

2° Non-seulement le bruit de frottement est diffus, mais il est aussi très-superficiel. Ce caractère, insuffisant pour le distinguer de celui que détermine la pleurésie, ne permet pas qu'on le confonde avec les bruits d'orifice toujours assez profonds, erreur d'autant plus importante à éviter que quelquefois la rudesse du souffle valvulaire est suffisante pour déterminer les vibrations du frémissement cataire.

3° Nous avons noté, en dernier lieu, le rapport direct des
bruits morbides avec les mouvements du cœur. Au début, le
frottement était doux et exclusivement systolique, bientôt un
murmure aussi prononcé se fit remarquer également pendant la diastole, et nous eûmes alors le bruit de va-et-vient,
bruit de frou-frou, dont vous comprenez le mécanisme aussi
bien que la valeur au point de vue de la localisation de la
lésion.

Supposez, en effet, qu'il s'agisse de frottements pleuré-
tiques, les mouvements alternatifs du cœur seront sans action
pour les produire; vous ne les entendrez que dans l'acte de
la respiration, au moment où l'expansion du poumon dépla-
cera les surfaces contiguës de la plèvre. De là le précepte,
pour établir le siége précis des bruits de frottement, de faire
suspendre quelques instants la respiration du malade : dans
le cas de pleurésie, tout frottement cesse dans l'intervalle de
deux respirations; ils persistent, au contraire, suivant le
rhythme des mouvements du cœur dans la péricardite.

Le pouls présente dans la péricardite des caractères par
trop variables pour qu'il soit possible de formuler sur ce
point des propositions un peu générales. Dans le cas particulier qui nous occupe, ses caractères sont modifiés en outre
par l'endocardite qui vient de compliquer l'affection du péricarde; de sorte que le sphygmographe nous donne un tracé
qui rappelle celui dés lésions mitrales. Plusieurs autres tracés obtenus chez des rhumatisants atteints également de péricardite ne nous ont offert comme caractère principal et commun que le dicrotisme. Je n'ai pas remarqué cette brusquerie
particulière signalée par M. Marey dans la ligne d'ascension;
brusquerie qui, vous le savez, ne se rencontre guère que dans

l'insuffisance aortique; mais cela tient probablement à ce
que presque toujours la péricardite n'était pas seule et s'accompagnait d'endocardite qui modifiait le tracé. Je suis d'autant plus disposé à admettre ce caractère du pouls que j'ai eu
plusieurs fois l'occasion de noter, dans la péricardite, un autre
signe que Stokes a indiqué le premier : l'exagération des battements des artères du cou, qui tient, comme la brusquerie
du pouls, au défaut de la tension artérielle. Vous vous rappelez certainement encore une malade, également rhumatisante, placée à peu de distance de celle-ci, chez laquelle le
bruit de frottement, exclusivement diastolique d'abord, et
coïncidant avec des battements artériels très-exagérés, a pu
faire croire à quelques-uns d'entre vous qu'il s'agissait d'une
insuffisance aortique.

Avec des signes aussi précis que ceux que nous rencontrons chez cette malade, avec les détails que je viens de vous
donner sur la manière de les interpréter, vous devez vous
rendre facilement compte de l'état anatomique des parties
affectées. Ce sont, vous le savez maintenant, les signes d'une
inflammation aiguë du péricarde. Or, le premier effet de l'inflammation dans une membrane séreuse est d'altérer le poli
de sa surface : aussi, le premier phénomène que nous ayons
constaté a-t-il été un bruit de frottement se répétant à chaque
battement du cœur, indice certain de la modification subie
par les deux surfaces de glissement.

Bientôt aussi la séreuse enflammée se recouvre d'une exsudation plastique qui ne tarde pas à prendre de la consistance,
de sorte que, sans les mouvements incessants du cœur, on devrait s'attendre à rencontrer l'agglutinement, et, par consé-

quent, l'adhérence des surfaces en contact. Le déplacement du cœur à chacun de ces battements interrompt le contact : de là ce double bruit de va-et-vient, bruit de frou-frou si évident chez notre malade.

Par la disposition des bruits anormaux, par leur timbre et leurs caractères particuliers, vous pouvez en quelque sorte apprécier l'épaisseur et l'étendue des dépôts sur la surface de l'organe : ici, c'est évidemment sur le ventricule droit qu'ils offrent le plus d'épaisseur et le plus de consistance. Leur consistance, en particulier, est démontrée par l'existence du frémissement vibratoire à la main que nous avons déjà signalé.

Ceux d'entre vous qui ont eu l'occasion de voir des autopsies de péricardite auront été très-certainement frappés de l'aspect tout particulier que présentent ordinairement à la surface du cœur les dépôts pseudo-membraneux, produits de l'inflammation. Au lieu de ces couches plus ou moins épaisses de matière plastique qu'on rencontre dans l'inflammation des autres séreuses, les fausses membranes, dans la péricardite, ont une disposition toute spéciale ; toujours leur surface est inégale et rugueuse ; elle paraît comme hérissée d'une multitude de petites villosités résistantes, ce qui l'a fait comparer à la langue du chat, ou, si elles sont encore molles, à ce qu'on observe quand on sépare deux assiettes plates appliquées l'une contre l'autre (Hope).

En raison même de la régularité des mouvements du cœur, les villosités affectent souvent une disposition aréofaire assez régulière qui rappelle exactement, ainsi que l'a fait remarquer Corvisart, la surface interne du bonnet ou second estomac des ruminants.

Reste à déterminer maintenant la quantité de liquide con
tenu dans le sac péricardique. Dans certaines inflammations
du péricarde, elle est quelquefois assez considérable pour
devenir la cause des accidents les plus redoutables et la
source d'indications importantes.

Dans le cas actuel, je puis affirmer qu'elle est extrêmement
minime et qu'il s'agit ici d'une *péricardite sèche* et sans
épanchement.

Je ne reviens pas sur ce que je vous ai dit de la voussure :
au début de la péricardite, elle ne signifie nullement la distension du péricarde, nous n'arguerez donc pas de la saillie
légère notée dans l'observation pour supposer l'existence
d'une quantité considérable de liquide épanché. Pour qu'elle
ait quelque valeur à ce point de vue, il faudrait que la matité de la région précordiale fût augmentée dans des proportions notables, ce qui n'est pas ; et vous retrouveriez également la résistance au doigt et la disposition piriforme de la
matité signalées par M. Piorry.

Vous pouvez encore ajouter à ces signes des épanchements
du péricarde, l'éloignement des bruits du cœur et le refoulement du poumon gauche (Graves) ; la persistance du frottement et des bruits superficiels sont un nouvel argument à
faire valoir contre la possibilité d'un épanchement considérable.

En résumé, nous sommes en présence d'une attaque de
rhumatisme compliquée de péricardite, péricardite jusqu'ici
caractérisée anatomiquement par une exsudation plastique
et des dépôts pseudo-membraneux, sans accumulation notable de sérosité dans la cavité du péricarde.

J'irai plus loin, et je crois pouvoir affirmer que les choses resteront dans cet état, et que nous n'avons pas à craindre, chez notre malade, l'augmentation de l'épanchement. Telle est, en effet, la marche ordinaire de la péricardite quand elle se développe dans le cours du rhumatisme articulaire aigu; ce n'est que dans des cas exceptionnels qu'on y rencontre la péricardite avec épanchement un peu considérable. Cette proposition se trouve justifiée par ce que vous avez observé dans ce service même depuis le commencement de la clinique. Depuis quatre mois, nous avons déjà eu six cas de rhumatisme où cette complication s'est manifestée d'une manière incontestable. Quatre de ces cas ont été des péricardites sèches et de médiocre gravité. Je ne doute pas que les deux que nous avons encore en ce moment dans nos salles (Sainte-Jeanne, n° 11, et Saint-Antoine, n° 20) ne soient dans les mêmes conditions.

Voilà donc en définitive des péricardites assez légères et qui longtemps ont passé inaperçues en raison même de la bénignité de leurs symptômes. Est-ce l'idée qu'on se fait ordinairement de la péricardite? Évidemment non. C'est qu'à côté de ces péricardites il y en a d'autres qui sont d'une tout autre gravité et d'un pronostic trop souvent fâcheux. Je tenais donc à établir que tel n'est pas précisément le caractère de la péricardite qui survient dans le cours du rhumatisme, et je vais achever de vous le démontrer, en vous faisant maintenant le parallèle de la péricardite rhumatismale et de la péricardite aiguë des auteurs.

1° Quelle que soit sa cause, la péricardite est rarement primitive. Cependant, pas plus que les autres séreuses, le pé-

ricarde n'échappe aux conséquences qui résultent de l'action
de l'air sur l'étendue de la surface cutanée. Un refroidisse-
ment subit et violent est une cause de péricardite, comme il
est une cause de pleurésie, surtout s'il succède, ainsi que le
fait remarquer M. Bouillaud, à une transpiration abondante,
provoquée par un exercice fatigant.

Plus souvent la maladie est secondaire, et alors les circonstances dans lesquelles elle se développe sont infiniment
variées. Tantôt elle résultera d'une influence de voisinage,
comme il arrive lorsqu'elle se manifeste dans le cours d'une
pneumonie ou d'une pleurésie; tantôt elle complique une
maladie aiguë fébrile : la petite vérole, la scarlatine, l'in-
fection purulente en offrent d'assez nombreux exemples;
tantôt, enfin, on la rencontre dans quelques maladies chroniques, comme dans la maladie de Bright.

Si variées que soient ses causes, la péricardite primitive
ou secondaire reste encore une maladie relativement rare,
pourvu, toutefois, que nous exceptions les cas où elle se développe dans le cours du rhumatisme articulaire aigu. C'est
là en effet qu'on la rencontre le plus souvent, et la fréquence
de cette complication est telle que M. Bouillaud n'a pas cru
devoir la séparer de l'endocardite, en créant sa loi de coïncidence de la péricardite et de l'endocardite, avec le rhumatisme, et que, sur 114 cas de rhumatisme, 65, c'est-à-dire
plus de la moitié, ont présenté l'une ou l'autre, et quelquefois l'une et l'autre de ces complications. Taylor donne sur
la question qui nous occupe des résultats un peu plus précis.
Chez 75 rhumatisants, cet observateur signale 37 affections
cardiaques secondaires, et sur ces 37, 6 cas de péricardite
aiguë. Considérant les péricardites rhumatismales, et cher-

chant à établir leurs rapports avec celles qui reconnaissent d'autres causes, le même auteur arrive à la proportion énorme de 75 p. 100. Bamberger donne un chiffre beaucoup moins élevé, 30 p. 100.

Il est probable que la fréquence de cette complication varie aussi suivant l'époque, et peut-être aussi suivant le lieu où l'on observe. Ainsi je regarde comme une proportion très-forte les six péricardites bien caractérisées que nous venons de rencontrer dans ces quatre mois avec un nombre relativement peu considérable de rhumatismes articulaires aigus. Il me paraît évident qu'il y a lieu dans ces cas de tenir compte de l'influence de la constitution médicale.

En définitive, et pour tirer la conclusion qui découle des données étiologiques, vous voyez combien est rare la péricardite simple et primitive, relativement aux péricardites secondaires, et que, parmi celles-ci, ce sont de beaucoup les rhumatismales qui sont les plus fréquentes.

2° Comparées dans leurs symptômes, la péricardite aiguë franche et la péricardite rhumatismale présentent des différences très-importantes.

Le début de la première est signalé le plus souvent par un frisson semblable à celui qui marque l'invasion de la plupart des phlegmasies aiguës, et bientôt une douleur vive et quelquefois déchirante se manifeste à la région précordiale. Ce dernier symptôme n'est pas constant; mais l'exemple de Mirabeau, rapporté par Cabanis, montre que le malade peut éprouver des souffrances atroces; il est vrai que chez lui la péricardite était compliquée de pleurésie.

Les progrès de l'inflammation ne tardent pas à apporter

un trouble considérable dans les fonctions cardiaques : c'est
d'abord un mouvement fébrile plus ou moins violent, et bientôt les battements du cœur deviennent tumultueux, et le pouls
se fait remarquer par son irrégularité et ses intermittences.
Ces phénomènes sont encore plus accusés pendant les accès
de palpitations que MM. Louis et Hache ont signalés comme
un des symptômes les plus remarquables de cette affection.
Ajoutez à cela de la dyspnée, une oppression des plus pénibles, quelquefois une angoisse inexprimable, et vous aurez
le tableau des formes les plus graves de la maladie que la
syncope ou l'asphyxie peut terminer en quelques jours.

Qu'il y a loin de cet ensemble de symptômes si redoutables
à ce que nous observons dans la péricardite rhumatismale!
Sans l'attention que nous apportons à explorer l'état du
cœur, cette complication le plus souvent nous échapperait
comme elle a échappé longtemps à nos devanciers. En effet,
en dehors des symptômes propres aux rhumatismes articulaires, aucun accident particulier du côté de l'organe affecté
ne révèle la péricardite. Ce n'est qu'hier, pour la première
fois, que notre malade s'est plainte d'une légère oppression;
encore avons-nous constaté alors un peu d'endocardite. Il en
a été de même dans les autres cas que nous avons eus sous les
yeux, et c'est ce que vous observerez généralement : d'où
vous pouvez conclure que la péricardite rhumatismale, celle
qui se développe dans le cours d'un rhumatisme articulaire
aigu, reste très-souvent latente.

3° La péricardite rhumatismale ne diffère autant par ses
symptômes de la péricardite aiguë franche que parce qu'elle
en diffère par sa forme. L'une est une péricardite sèche,

l'autre ne tarde pas à présenter un épanchement plus ou moins considérable de sérosité qui modifie notablement les signes physiques qu'on rencontrait dans la première.

Avec l'accumulation de liquide dans le sac péricardique disparaissent le frémissement vibratoire et les bruits de frottement qui résultent du contact des deux feuillets de la séreuse altérée; les bruits du cœur eux-mêmes sont plus lointains, et, par conséquent, plus sourds et plus difficiles à percevoir; le murmure vésiculaire du poumon a tout à fait disparu de la région précordiale; on constate enfin cette matité piriforme indiquée par M. Piorry et une voussure due cette fois à une véritable distension, d'autant plus étendue, par conséquent, que l'épanchement est plus abondant.

Au bout d'un temps plus ou moins long, si le cas est favorable, la sérosité se résorbe peu à peu, laissant dans la cavité du péricarde des dépôts abondants, vous voyez reparaître alors le frottement, avec un caractère de rudesse qu'il n'avait pas dans les premiers temps, et qu'on ne rencontre guère dans la péricardite sèche (bruit de râpe, de cuir neuf, etc.).

4° Nous en avons dit assez pour laisser pressentir combien, dans quelques cas, la péricardite aiguë est grave, et encore avons-nous négligé à dessein les péricardites purulentes ou hémorrhagiques, à peu près constamment mortelles.

Malgré l'assertion de Heyfelder, qui dit que la péricardite qui survient dans le cours des rhumatismes articulaires est plus grave que celle qui se manifeste chez des sujets bien portants, il résulte du parallèle que nous venons de présenter et des faits que nous avons étudiés ensemble, que c'est ordi-

nairement une complication peu dangereuse. Gairdner assure
n'en avoir jamais vu de cas mortels ; Bamberger, sur 17 cas,
n'a noté que des guérisons : vous savez qu'il en est de même
de ceux que vous venez d'observer.

Vous avez pu même faire la remarque que, quelle que fût
l'intensité de ces péricardites, leur durée a toujours été assez
courte, et qu'au bout de trois semaines au plus, et avant la
terminaison des accidents articulaires, toute trace de bruits
morbides avait disparu.

Cela prouve qu'elles participent de la nature des inflammations rhumatismales, toujours assez superficielles, et,
aussi, comme elles, peuvent-elles s'effacer sans laisser d'autres traces que ces plaques laiteuses que vous rencontrez si
souvent dans les autopsies, mais qui ne gênent en aucune
façon les fonctions de l'organe.

La péricardite aiguë primitive, au contraire, passe souvent
à l'état chronique, et tout au moins détermine habituellement
des adhérences plus ou moins complètes des deux feuillets
du péricarde, dont le cœur tôt ou tard subira la fâcheuse influence. Tout le monde sait que les adhérences du péricarde
sont regardées comme une cause ordinaire de lésion organique du cœur, soit l'hypertrophie avec dilatation (Hope),
soit l'atrophie (Stokes).

La conclusion à tirer de ce parallèle est que la péricardite
qui survient dans le cours du rhumatisme a souvent, comme
l'endocardite elle-même, un caractère latent, et qu'il est absolument nécessaire, si l'on ne veut pas laisser échapper
l'une ou l'autre de ces complications, de faire chaque jour
l'exploration qui seule peut les révéler.

Mais, même avec cette précaution, attendez-vous souvent
à des difficultés de diagnostic sérieuses. Ne croyez pas qu'il
soit toujours aisé de dire si un bruit morbide que l'on entend
a pour siége le péricarde, l'endocarde ou la plèvre ; si ce
bruit est un souffle ou un frottement ; si enfin c'est un bruit
organique ou le murmure que donne le sang si généralement
appauvri dans le rhumatisme. Nous allons étudier, si vous
le voulez bien, quelques-uns de ces points du diagnostic, en
revenant à la maladie qui fait le sujet de cette conférence.

Chez elle le caractère du bruit de frottement est manifeste ;
dans certains points, surtout, il semble que vous entendiez
le bruit de la neige qui s'écrase sous le pied ; il y a donc lésion d'une séreuse au point correspondant. Mais cette séreuse
est-elle la plèvre, est-elle le péricarde? Un bruit de va-et-
vient ne suffit pas pour prouver qu'il se produit dans le péricarde ; car fort souvent des bruits pleuraux ou pulmonaires,
à la région précordiale surtout, prennent le rhythme des
mouvements du cœur que leur imprime l'impulsion de cet
organe. Qu'avons-nous fait pour nous assurer que le frottement est péricardique? Il a nous suffi de faire suspendre
quelques instants la respiration de la malade, et le bruit
morbide a persisté : s'il résultait du glissement des deux
plèvres l'une sur l'autre, n'est-il pas évident que l'immobilisation de la paroi thoracique et du poumon l'aurait momentanément suspendu?

Là n'est point la vraie difficulté pour le diagnostic. Bien
des fois il vous arrivera de rencontrer, au lieu d'un frottement bien accusé, un bruit soufflant ; et si vous vous en tenez
au caractère du bruit, à coup sûr vous serez conduits à admettre, non pas un bruit péricardique, mais un bruit d'orifice,

et, par conséquent, une endocardite. Telle était l'opinion d'Hope, telle a été longtemps aussi celle de M. Bouillaud, qui croyaient que le souffle indiquait une complication d'en-docardite.

Il est incontestable que le frottement péricardique peut se traduire par du souffle, et je n'en veux pas d'autres preuves que ce qui s'est passé chez notre malade. A son entré à l'hô-pital, elle avait un bruit de souffle évident à la région pré-cordiale; mais ce souffle était diffus et superficiel, il n'avait pas son mouvement d'intensité dans les points qui répondent aux orifices mitral ou aortique; à la pointe même il man-quait complétement, et ne se propageait par conséquent pas au delà des limites de la région précordiale. Donc, avec ces caractères, il vous sera possible de rapporter le bruit de souffle à sa véritable origine, et, pour ma part, je n'ai pas hésité à le regarder comme le signe d'un début de péricardite.

J'admets au contraire aujourd'hui une complication d'endo-cardite, et je ne la crois pas douteuse. Depuis hier, en effet, nous constatons comme phénomène nouveau l'existence d'un bruit de souffle systolique profond, siégeant surtout à la pointe et se propageant dans l'aisselle, caractères qui appartiennent au bruit produit par une lésion de l'orifice mitral : la réunion du bruit de frottement avec le souffle des lésions valvulaires, voilà la preuve de cette double complication qu'il n'est pas toujours facile de pouvoir discerner avec autant de certitude.

Tout concourt ici à faciliter un diagnostic précis. Ainsi, il arrive souvent que l'anémie, si commune dans le rhuma-tisme, donne à l'orifice aortique un bruit assez intense pour faire croire à de l'endocardite. Or, chez cette femme, l'aus-cultation pratiquée au niveau de l'orifice aortique donne des

bruits parfaitement normaux. Remontez au contraire le long
de l'aorte, et surtout sur le trajet des vaisseaux du cou, vous
entendez un murmure continu avec renforcement dont l'intensité augmente à mesure que vous vous éloignez du centre
circulatoire : c'est donc un bruit anémique, et l'endocardite
valvulaire constatée à l'orifice mitral, comme c'est l'ordinaire, ne paraît pas s'étendre aux valvules sigmoïdes de
l'aorte. Quand ces dernières sont intéressées, les bruits morbides se propagent, comme le souffle anémique, dans les
vaisseaux du cou, et avec d'autant plus d'intensité que l'anémie concomitante vient elle-même les renforcer : de là, une
difficulté très-réelle de savoir s'il faut rapporter à l'endocardite, ou simplement à l'anémie, le souffle que l'on perçoit.
Cette difficulté ne sera complétement résolue qu'en voyant
comment les phénomènes se comporteront pendant le reste
de la durée de la maladie ; le souffle de l'endocardite, en
effet, s'efface et disparaît même à peu près complétement,
quand le malade arrive à la convalescence. C'est, au contraire, à ce moment que celui de l'anémie acquiert le plus
d'intensité.

Je ne quitterai pas ce qui a trait au diagnostic de la péricardite sans vous signaler une cause d'erreur que vous ne
verrez indiquée nulle part, et dont je vous ai déjà dit un mot
en parlant du pouls : c'est la confusion possible de cette affection avec l'insuffisance aortique. Je suis d'autant plus autorisé à appeler votre attention sur ce point que l'erreur a
été commise sous vos yeux, et par des personnes dont je me
plais à reconnaître le savoir et l'habileté. C'était chez une
femme rhumatisante, qui tout à coup, peu après le début de

la maladie, présenta un bruit de souffle intense au second temps vers la base du cœur ; le pouls avait montré cette brusquerie sur laquelle j'ai insisté précédemment, brusquerie accusée de la manière la plus évidente par le tracé sphygmographique ; il y avait enfin dans les artères du cou des battements comme ceux que l'on observe dans les dilatations de l'aorte et dans les insuffisances de l'orifice aortique.

Tous les signes semblaient donc concourir à faire admettre dans ce cas autre chose qu'une péricardite. Un bruit de souffle au second temps simulant le souffle diastolique est en effet un phénomène rare au début de cette affection. Qu'il soit soufflant ou non, le bruit de frottement est surtout systolique, et s'il existe aux deux temps (bruit de va-et-vient), ce qui est la règle, c'est ordinairement le bruit du premier temps qui est le plus marqué. Mais il était difficile de supposer, avec un rhumatisme aussi peu intense, qu'il se fût produit tout à coup dans l'appareil valvulaire de l'orifice aortique une lésion assez importante pour déterminer un souffle aussi rude. Ce bruit d'ailleurs n'avait nullement les proportions qu'il offre dans l'insuffisance aortique, et si les pulsations artérielles avaient cette brusquerie qui fait penser tout de suite à une lésion de ce genre, il était facile cependant de reconnaître qu'elles manquaient de l'amplitude propre au pouls de Corrigan. Quant aux battements visibles au cou, vous n'avez pas oublié que Stokes, depuis longtemps, les a signalés dans la péricardite.

Toutes ces raisons me firent admettre dans ce cas une péricardite, et le diagnostic fut bientôt justifié par les modifications du bruit morbide qui ne tarda pas à perdre de sa force et à s'accompagner d'un bruit rude au premier temps, de sorte qu'on avait alors sous l'oreille des frottements manifestes.

Revenons maintenant à la malade que nous avons actuellement sous les yeux. A peine ai-je besoin de vous dire que cette complication n'offre véritablement aucune gravité ; et certainement d'ici à quelques jours tout signe de péricardite aura disparu, la maladie rhumatismale suivant d'ailleurs son cours ordinaire avec toutes ses conséquences. L'intérêt principal de ce fait est donc dans la bénignité même de cet accident qui nous montre ce qu'est la péricardite en général quand elle survient dans le cours d'un rhumatisme articulaire ; et c'est pour cette raison que j'ai cru devoir l'opposer aux cas infiniment plus graves sur lesquels reposent la plupart des descriptions classiques. Ne regardez pas cependant cette proposition comme absolue, et ne croyez pas qu'une péricardite sera nécessairement sans gravité parce qu'elle se sera développée dans le cours d'un rhumatisme. Il vous suffirait de parcourir quelques-unes des observations si intéressantes du livre de M. Bouillaud pour vous convaincre du contraire. Vous pouvez rencontrer, en effet, dans le rhumatisme, toutes les formes de péricardites, depuis la plus légère jusqu'à la plus grave, depuis la péricardite sèche jusqu'à la péricardite avec épanchement purulent ; mais il faut que vous sachiez bien, et c'est là le fait que je tenais à faire ressortir dans cette conférence, que les formes bénignes sont la règle, et les formes graves l'exception. Vous en comprendrez facilement la raison, si vous vous rappelez les caractères ordinaires des phlegmasies rhumatismales ; dans le péricarde, comme dans les articulations, l'inflammation est en général assez superficielle, l'épanchement peu abondant, la résolution rapide, et la terminaison par suppuration exceptionnelle.

Il va sans dire que nous ne tenons pas compte ici des autres complications possibles, et que, chez notre malade, où nous avons constaté de l'endocardite depuis deux jours, le pronostic devient plus sérieux, si nous avons égard surtout aux conséquences qu'elle pourrait entraîner dans l'avenir.

Quelques mots en terminant sur les principales indications thérapeutiques.

Le rhumatisme articulaire étant la cause unique de la complication que nous venons d'étudier et restant la maladie principale, c'est lui que vous devez vous appliquer à combattre ; c'est dans ce sens que doit être dirigée la médication que vous instituerez. En raison du caractère subaigu du rhumatisme, le remède le plus convenable est le sulfate de quinine, que vous donnerez à la dose d'un gramme en quatre ou cinq fois, augmentant ou diminuant la quantité de ce médicament suivant l'augmentation ou la diminution que vous observerez dans l'intensité de la fièvre ou des phénomènes articulaires.

Quant au traitement de la péricardite, je me suis bien gardé, lorsque les premiers signes de cette complication m'ont été révélés, d'employer des moyens violents contre une affection dont le caractère latent permettait de supposer qu'elle ne constituerait pas une cause d'aggravation sérieuse de la maladie principale. Une émission sanguine locale peu abondante à l'aide de quelques ventouses scarifiées, voilà tout ce qui a été ajouté au traitement ordinaire du rhumatisme. Si la péricardite persiste, si surtout quelques symptômes fonctionnels tels que oppression, palpitations, etc., venaient à se manifester, l'application d'un vésicatoire volant sur la région précordiale, quelques badigeonnages avec de la teinture d'iode, suffiraient probablement pour en hâter la résolution.

Il faudrait évidemment agir avec beaucoup plus d'énergie si la péricardite s'accompagnait dès son début de ces phénomènes graves qui signalent une des formes violentes de cette maladie. Une large saignée pratiquée de bonne heure produira d'excellents effets en diminuant la fluxion inflammatoire qui se fait du côté de l'organe central de la circulation ; mais vous vous garderez bien de prolonger trop longtemps l'emploi des moyens déplétifs ; car il ne faut pas oublier que le rhumatisme est une maladie essentiellement débilitante, et que dans l'inflammation grave de l'enveloppe du cœur il y a une nouvelle cause d'affaiblissement de cet organe : pousser trop loin les émissions sanguines exposerait le malade aux plus grands dangers et à la mort par syncope.

Je n'ai pas à m'étendre davantage sur le traitement de la péricardite, ni à m'occuper de celles qui s'accompagnent d'un épanchement plus ou moins considérable ; je reviens donc à notre malade pour relever une dernière indication qui résulte de l'état antérieur de sa santé et de l'influence que doit exercer sur celle-ci la maladie dont elle est atteinte en ce moment. Vous n'avez pas oublié qu'il s'agit d'une femme qui, depuis cinq ans qu'elle est à Paris, s'est trouvée dans de mauvaises conditions hygiéniques, et a souffert singulièrement de la misère. Sa santé, bonne jusque-là, s'est altérée ; ses règles sont devenues irrégulières ; elle a de la leucorrhée et bien d'autres symptômes qui, avec le souffle intense des vaisseaux du cou, prouvent qu'elle est depuis longtemps chlorotique. Or, vous savez parfaitement que le rhumatisme articulaire aigu détermine ordinairement une anémie plus ou moins persistante chez ceux qui en sont atteints : voilà donc une cause d'aggravation de la chlorose dont vous devez tenir grand compte, et qui nous obligera à recourir de bonne heure à une médication tonique et reconstituante, et, en particulier, à l'usage des préparations ferrugineuses.

Quant à la gale dont elle est également affectée, vous ne pouvez pas penser à faire le traitement ordinaire de cette maladie, tant que les articulations seront douloureuses et que la malade aura de la fièvre. Nous remettrons donc à l'époque de sa convalescence la friction, le bain et les onctions qui la débarrasseront des démangeaisons fort incommodes dont elle se plaint.

FIN.

TABLE DES MATIÈRES

PREMIÈRE LEÇON

CONSIDÉRATIONS PRÉLIMINAIRES.

DEUXIÈME LEÇON

RÉTRÉCISSEMENT ET INSUFFISANCE DE L'ORIFICE AURICULO-VENTRICULAIRE GAUCHE.

TROISIÈME LEÇON

RÉTRÉCISSEMENT ET INSUFFISANCE DE L'ORIFICE AORTIQUE.

QUATRIÈME LEÇON

INSUFFISANCE DE L'ORIFICE AURICULO-VENTRICULAIRE DROIT; ASYSTOLIE.

CINQUIÈME LEÇON

PARALLÈLE ENTRE LES MALADIES DES DIVERS ORIFICES DU CŒUR. INDICATIONS THÉRAPEUTIQUES.

SIXIÈME LEÇON

PÉRICARDITE RHUMATISMALE.

FIN DE LA TABLE DES MATIÈRES.

PARIS. — IMPRIMERIE DE E. MARTINET, RUE MIGNON, 2.

Leçons d'hygiène contenant les matières du programme officiel adopté par le ministère de l'instruction publique pour les lycées et les écoles normales, par le docteur A. Riant, professeur d'hygiène, médecin de l'École normale du département de la Seine, etc. 1 beau volume in-12 de 582 pages. 6 fr.

Leçons sur les maladies du système nerveux faites à la Salpêtrière, par J. M. Charcot, professeur à la Faculté de médecine de Paris, médecin de la Salpêtrière, recueillies et publiées par le docteur Bourneville. 1 vol. in-8, avec figures dans le texte et planches en chromo-lithographie; le vol. cart. 8 fr.

Études cliniques et thermométriques sur les maladies du système nerveux, par le docteur Bourneville. In-8, avec figures dans le texte. Prix des 2 premiers fascicules. 7 fr.

Leçons sur la syphilis étudiée plus particulièrement chez la femme, par Alf. Fournier, médecin de l'hôpital de Lourcine, professeur agrégé à la Faculté de médecine de Paris, chargé du cours complémentaire des maladies syphilitiques. 1 vol. in-8 de 1100 pages, avec des tracés sphygmographiques; le vol. cart. 16 fr.

Leçons de clinique obstétricale, par le professeur Depaul, professées à l'hôpital des Cliniques, rédigées par M. le docteur De Soyre, chef de clinique. 1 vol. in-8, avec figures intercalées dans le texte. Prix de l'ouvrage complet pour les souscripteurs. 14 fr.

Traité pratique des maladies du cœur, par Friedreich. Ouvrage traduit de l'allemand par les docteurs Lorber et Doyon. 1 vol. in-8; cart. 10 fr.

Thérapeutique des maladies de l'appareil urinaire, par les docteurs Mallez et Delpech. 1 vol. in-8; broché 7 fr. 50; cart. 8 fr. 50

Traitement préservatif et curatif des sédiments de la gravelle de la pierre urinaire et des diverses maladies dépendant de la diathèse urique, par le docteur Aug. Mercier. 1 vol. in-12, avec fig. intercalées dans le texte; broché 7 fr.; cart. 8 fr.

Hystérotomie. De l'ablation partielle ou totale de l'utérus par la gastrotomie. Étude sur les tumeurs qui peuvent nécessiter cette opération, par J. Péan, chirurgien des hôpitaux de Paris, et L. Urdy, interne des hôpitaux de Paris. 1 vol. in-8, avec 25 figures dans le texte et 4 planches. 6 fr.

Traité clinique des maladies aiguës des organes respiratoires, par le docteur Woillez, médecin de l'hôpital Lariboisière, membre de l'Académie, etc.; ouvrage accompagné de 93 figures intercalées dans le texte et de 8 planches gravées. 1 vol. in-8 de 656 pages; cart. 14 fr.

Agenda-Formulaire des médecins-praticiens, publié sous la direction de M. le docteur Bossu, paraissant tous les ans, du 1er au 10 décembre, 1 vol. in-18 de 400 pages, broché.   1 fr. 75
Reliures depuis 3 fr. jusqu'à 9 fr.

ALLING. **De l'absorption par la muqueuse vésico-uréthrale.**   In-8. 1 fr. 50

Almanach général de médecine et de pharmacie, pour la France, l'Algérie et les colonies, publié par l'administration de l'*Union médicale*, paraissant tous les ans du 1er au 10 décembre. 1 vol. in-12 d'environ 600 pages.   4 fr.

AMANIEU. **Vertiges, siége et causes.** In-8.   1 fr. 50

ANNER. **Guide des mères et des nouveau-nés.** Ouvrage couronné par la Société protectrice de l'enfance de Paris en séance publique du 23 janvier 1870. 1 vol. in-18 de 200 pages.   2 fr.

AUDHOUI. **Réflexions sur la nature des varioles observées aux ambulances de Grenelle pendant le siége de Paris.** In-8 de 63 pages.   1 fr.

BASSAGET. **Le matérialisme et le vitalisme en médecine,** étude comparée. In-8.   2 fr.

BACCELLI, professeur de clinique médicale à l'Université de Rome. **Leçons cliniques sur la Perniciosité,** précédées d'une lettre du Professeur Teissier (de Lyon), traduites de l'italien par L. Jullien, interne des hôpitaux de Lyon, in-8.   2 fr.

BAZIN. **Leçons théoriques et cliniques sur la syphilis et les syphilides,** professées à l'hôpital Saint-Louis par le docteur BAZIN, publiées par le docteur DUBUC, revues et approuvées par le professeur, 2e édition considérablement augmentée, 1 vol. in-8 accompagné de 4 magnifiques planches sur acier, figures coloriées. 10 fr.
Sépia.   8 fr.

BAZIN. **Leçons sur le traitement des maladies chroniques en général, et des affections de la peau en particulier, par l'emploi comparé des eaux minérales, de l'hydrothérapie et des moyens pharmaceutiques,** professées à l'hôpital Saint-Louis par le docteur BAZIN, rédigées et publiées par E. MAUREL, interne des hôpitaux, revues par le professeur. 1 vol. in-8 de 480 pages. Prix, broché, 7 fr.; cartonné en toile.   8 fr.

BELINA (DE). **De la transfusion du sang défibriné,** nouveau procédé pratique. In-8 de 66 pages.   2 fr.

BÉRENGER FÉRAUD. **Traité de l'immobilisation directe des fragments osseux dans les fractures.** 1 vol. in-8 de 768 pag., avec 102 figures dans le texte. 10 fr.
— **Traité des fractures non consolidées ou pseudarthroses.** 1 vol. in-8 de 700 pages, avec 102 figures dans le texte. 10 fr.

BERTIN. **Étude clinique de l'emploi et des effets du bain d'air comprimé dans le traitement des maladies de poitrine,** etc. 2ᵉ édition, 1 vol. in-8 de 741 pages, et 1 planche. 7 fr. 50

BERTIN. **Étude critique de l'embolie dans les vaisseaux veineux et artériels.** 1 vol. in-8 de 492 pages. 8 fr.

BOEHM. **De la thérapeutique de l'œil, au moyen de la lumière colorée,** traduit de l'allemand par KLEIN, traducteur de l'optique physiologique de Helmholtz, avec 2 planches coloriées. 1 vol. in-8. 4 fr.

BOSSU. **Anthropologie,** étude des organes, des fonctions et des maladies de l'homme et de la femme, contenant l'anatomie, la physiologie, l'hygiène, la pathologie, la thérapeutique et les principales notions de médecine légale. 2 forts vol. in-8 compactes, accompagnés d'un atlas de 20 planches d'anatomie gravées sur acier. *Sixième édition*, revue, corrigée et augmentée. Avec figures noires. 15 fr.
Avec figures coloriées. 21 fr.

BOURDIN. **Médecine et matérialisme.** In-18 de 16 pages. 50 c.

BOURGEOIS. **De la congestion pulmonaire simple.** In-8 de 92 pages. 2 fr.

BOURGOUGNON. **Notes pour servir à l'étude de la coralline.** In-8 de 16 p. 75 c.

BOYER (JULES). **Guérison de la phthisie pulmonaire et de la bronchite chronique à l'aide d'un traitement nouveau.** *Neuvième édition*, in-8 de 136 pages.
1 fr. 50

BRÉBANT. **Le Charbon,** ou Fermentation bactéridienne chez l'homme, physiologie pathologique et thérapeutique rationnelle. In-8 de 140 pages. 2 fr.

BRINTON (W.). **Traité des maladies de l'estomac.** Ouvrage traduit par le docteur A. RIANT, précédé d'une Introduction par M. le professeur Ch. LASÈGUE. 1 vol. in-8 de 520 pages, avec figures dans le texte. Prix du volume cartonné en toile. 7 fr.

BRUC (de). **Formulaire médical des familles.** 2ᵉ édition, 1 vol. in-12 de 595 pages. 5 fr.

BUCQUOY. **Leçons cliniques sur les maladies du cœur,** professées à l'Hôtel-Dieu de Paris. *Deuxième édition*, 1 vol. in-8 de 170 pages, avec figures dans le texte. Prix du volume cartonné. 4 fr.

BUYS (Léopold). **Traitement des kystes de l'ovaire, du pyothorax, de l'hydrothorax, des plaies,** etc., **par la compression et l'aspiration continues, procédés et appareils nouveaux.** 1 vol. in-8, avec 3 grandes planches lithographiées et coloriées. 3 fr.

CARLET. **Du rôle des sciences accessoires et en particulier des sciences exactes en médecine.** In-8 de 63 pages. 2 fr

---

CHALLAND, docteur en médecine de la Faculté de Paris. **Étude expérimentale et clinique sur l'absinthisme et l'alcoolisme.** In-8. 2 fr.

CHARPENTIER, interne en médecine et en chirurgie des hôpitaux de Paris. **Étude sur le scorbut en général, l'épidémie** de 1871 en particulier. In-8. 1 fr. 75

CHAVÉE. **Petit essai philosophique de médecine pratique,** à l'adresse des gens instruits. 1 vol. in-8. 5 fr.

CHÉRON (JULES). **Du traitement du rhumatisme articulaire chronique, primitif, généralisé ou progressif, par les courants continus constants.** In-8 de 44 pages. 1 fr.

CHÉRON (JULES) et MOREAU-WOLF. **Des services que peuvent rendre les courants continus constants dans l'inflammation, l'engorgement et l'hypertrophie de la prostate.** In-8 de 31 pages. 1 fr.

COUYBA. **Des troubles trophiques consécutifs aux lésions traumatiques de la moelle et du nerf.** In-8, 66 pages. 2 fr.

CULOT. **De l'inflammation primitive aiguë de la moelle des os.** In-8. 2 fr.

DELBARRE. **De la dénudation des artères.** In-8 de 66 pages. 1 fr. 50

DELENS. **De la communication de la carotide et du sinus caverneux** (anévrysme artéro-veineux). In-8 de 90 pages, avec 2 planches coloriées. 3 fr. 50

DEMEULES, interne des hôpitaux de Paris, etc. **Pronostic et traitement des fractures de jambe compliquées de plaie.** In-8. 2 fr.

DESNOS. **Considérations sur le diagnostic, le pronostic et la thérapeutique de quelques-unes des principales formes de la variole.** Grand in-8 de 8 pages. 50 c.

DESNOS et HUCHARD. **Des complications cardiaques dans la variole et notamment de la myocardite varioleuse.** In-8. 1 fr. 50

DESPRÉS, chirurgien de l'hôpital de Lourcine, professeur agrégé, etc. **Traité iconographique de l'ulcération et des ulcères du col de l'utérus.** 1 vol. in-8, avec planches lithographiées et coloriées. 5 fr.

DUFOUR (E.). **De l'encombrement des asiles d'aliénés,** étude sur l'augmentation toujours croissante de la population des asiles d'aliénés; ses causes, ses inconvénients, et des moyens d'y remédier. Mémoire couronné par la Société de médecine de Gand. In-8 de 107 pages. 2 fr.

DUPIERRIS. **De l'efficacité des injections iodées dans la cavité de l'utérus pour arrêter les métrorrhagies qui succèdent à la délivrance,** et de leur action comme moyen préservatif de la fièvre puerpérale. In-8 de 96 pages. 2 fr.

DUPUY (PAUL). **Du libre arbitre.** Grand in-8 de 64 pages. 2 fr.

DUSART. **Recherches expérimentales sur le rôle physiologique et thérapeutique du phosphate de chaux.** 1 vol. in-12 de 158 pages. 2 fr.

ENVOI FRANCO PAR LA POSTE, CONTRE UN MANDAT.

EMIN. **Études sur les affections glaucomateuses de l'œil.** 1 vol. in-8 de 131 pages, avec 4 planches coloriées. 5 fr.

FAID. **Des troubles de la sensibilité générale dans la période secondaire de la syphilis,** et notamment de l'analgésie syphilitique. In-8 de 132 pag. 3 fr. 50

FANO. **Traité élémentaire de chirurgie.** 2 vol. in-8, avec figures intercalées dans le texte. 25 fr.

FLAMAIN. **Étude sur les procédés opératoires applicables à l'amputation tibio-tarsienne.** In-8. 1 fr. 50

FORT. **Anatomie descriptive et dissection,** contenant un précis d'embryologie, la structure microscopique des organes et celle des tissus. 2e édition très-augmentée. 3 vol. in-12, avec 662 figures intercalées dans le texte. 25 fr.

FORT. **Manuel de pathologie et de clinique chirurgicales.** 1 vol. in-12 avec 135 figures intercalées dans le texte, cartonné en toile. 13 fr.

FORT. **Résumé d'anatomie.** 1 vol. in-32 de 520 pages, avec 73 figures intercalées dans le texte. 5 fr.

FOUCHER, professeur agrégé à la Faculté de médecine de Paris, chirurgien des hôpitaux, etc. **Traité du diagnostic des maladies chirurgicales,** avec appendice, et le **Traité des tumeurs,** par A. DESPRÉS, professeur agrégé à la Faculté de médecine de Paris, chirurgien des hôpitaux. 1 vol. in-8 de 1162 pages et 57 figures intercalées dans le texte, avec un joli cart. en toile. 1866 à 1869. 18 fr.

FOURNIÉ (ÉDOUARD). **Physiologie de la voix et de la parole.** 1 vol. in-8 de 816 pages, avec figures dans le texte. 10 fr.

FOURNIER (ALFRED). **Fracastor : la Syphilis, 1530; le Mal français, 1546;** traduction et commentaires. 1 vol, in-12 de 210 pages. 2 fr. 50

GAUTIER (JULES). **De la fécondation artificielle dans le règne animal,** et de son emploi contre la stérilité. 1 vol. in-12 de 46 pages. 1 fr.

GIMBERT. **L'Eucalyptus globulus;** son importance en agriculture, en hygiène et en médecine. Grand in-8 de 102 pages et 3 planches. 3 fr. 50

GOURVAT. **Physiologie expérimentale sur la digitale et la digitaline.** In-8. 2 fr.

GRAEFE (DE). **Des paralysies du muscle moteur de l'œil,** traduit de l'allemand par A. SICHEL, revu par le professeur. 1 vol. in-8 de 220 pages. 3 fr. 50

GRAVES. **Leçons de clinique médicale,** ouvrage traduit et annoté par le docteur Jaccoud, précédé d'une introduction par le professeur Trousseau. 3e édition, 2 vol. in-8. 20 fr.

GUICHARD (AMBROISE). **Recherches sur les injections utérines en dehors de l'état puerpéral.** Grand in-8 de 184 pages. 3 fr. 50

HAMEL. **Du rash variolique** (*Variolus rash* des Anglais). In-8 de 100 pages. 2 fr.

HERVIEUX. **Traité clinique et pratique des maladies puerpérales, suites de couches.** 2e part., 1 vol. in-8 de 536 pag. L'ouvrage complet, 1 vol. de 1165 pag. avec figures dans le texte. Le volume cartonné.   16 fr

JACCOUD. **Traité de pathologie interne.** Tome I, deuxième partie. 1 vol. in-8 de 423 pages, avec figures et planches.   6 fr.
    Tome II, première partie (1871), 1 vol. in-8 de 412 pages.   6 fr.
    Tome II, deuxième partie. 1 vol. in-8 de 480 pages et 21 planches.   7 fr.
    L'ouvrage complet en 2 volumes.   25 fr.

HALLOPEAU. **Des accidents convulsifs dans les maladies de la moelle épinière.** In-8.   2 fr

JOB. **Malades et blessés** : ambulance de l'hôpital Rothschild pendant le siége de Paris. In-8.   2 fr.

LAMBERT (DE). **De l'emploi des affusions froides dans le traitement de la fièvre typhoïde et des fièvres éruptives.** In-8 de 75 pages.   2 fr.

LAMBLIN. **Étude sur la lèpre tuberculeuse, ou éléphantiasis des Grecs,** 1vol. in-8, ouvrage orné de gravures dans le texte.   3 fr. 50

LARGUIER DES BANCELS. **Étude sur le diagnostic et le traitement chirurgical des étranglements internes.** In-8 de 144 pages.   3 fr.

LARRIEU. **Des hémorrhagies rétiniennes.** In-8 de 118 pages.   2 fr. 50

LATOUR. **Journal du bombardement de Châtillon,** avril et mai 1871. In-8. 2 fr.

LAUGAUDIN. **Contribution aux indications curatives des eaux de Royat.** In-8 de 190 pages.   2 fr.

LAURENT (CH.). **De l'hyoscyamine et de la daturine,** étude physiologique, application thérapeutique. Grand in-8 de 123 pages, avec figures.   3 fr.

LE BOEUF. **Étude critique sur l'expectation dans la pneumonie.** Grand in-8 de 98 pages.   2 fr.

LERICHE. **Du spina bifida crânien.** In-8, avec figures.   2 fr.

LETEURTRE. **Documents pour servir à l'histoire du seigle ergoté.** In-8 de 107 pages.   2 fr.

MAGNAN. **Étude expérimentale et clinique sur l'alcoolisme.** In-8 de 46 p. 2 fr.

MALLEZ et A. TRIPIER. **De la guérison durable des rétrécissements de l'urèthre par la galvanocaustique chimique.** Mémoire couronné par l'Académie de médecine. In-8 de 35 pages, avec figures dans le texte, *deuxième édition.*   2 fr.

MARTIN (GUSTAVE). **Études sur les plaies artérielles de la main et de la partie antérieure de l'avant-bras.** In-8 de 88 pages.   2 fr.

MARTIN. **De la circoncision,** avec un nouvel appareil inventé par l'auteur pour faire la circoncision. Nouveau procédé pour le débridement du phimosis congénital. Grand in-8 de 88 pages.   2 fr.

MASSEY (Lucien). **Mémoire sur le traitement médical et la guérison des affections cancéreuses,** suivi d'une Note sur le traitement de la syphilis. In-8 de 30 pages. 1 fr.

MOREAU-WOLF. **Des rétrécissements de l'urèthre et de leur guérison radicale et instantanée par un procédé nouveau,** la *divulsion rétrograde.* Grand in-8 de 100 pages, avec figures dans le texte. 3 fr.

MOURA. **Angines aiguës ou graves;** origine, nature, traitement. In-8 de 68 pages. 2 fr.

NIÈPCE. **Quelques considérations sur le crétinisme.** In-8. 1 fr. 75

NONAT. Ancien médecin de la Charité, agrégé libre de la Faculté de Paris. **Traité pratique des maladies de l'utérus, de ses annexes et des organes génitaux-externes.** 2e édition revue et augmentée avec la collaboration du docteur Linas. 1 fort vol. in-8, avec figures dans le texte. 15 fr.

NYSTROM. **Du pied et de la forme hygiénique des chaussures,** avec une Préface du professeur Santesson, traduction de la 2e édition suédoise. In-8 de 46 pages, avec figures dans le texte. 1 fr. 50

OFF. **Des altérations de l'œil dans l'albuminurie et le diabète.** In-8 de 180 pages, avec 2 planches en chromolithographie. 4 fr. 50

OLLIER DE MARICHARD et PRUNER-BEY. **Les Carthaginois en France, la Colonie libo-phénicienne du Liby.** Gr. in-8 de 50 pages, avec 2 tableaux et 6 planches. 7 fr.

PÉAN et MALASSEZ. **Étude clinique sur les ulcérations anales.** 1 vol. in-8, avec figures et 4 pl. coloriées. 6 fr.

PÉNIÈRES. **Des résections du genou.** In-8, de 120 pages. 3 fr.

PERIER (G.). **Guide aux eaux de Bourbon-l'Archambault descriptif et médical.** 1 vol. in-12 de 242 pages. 2 fr. 50

PÉRONNE (Charles). **De l'alcoolisme dans ses rapports avec le traumatisme.** In-8 de 155 pages. 3 fr. 50

PÉTRASU. **De la tuberculose péritonéale étudiée principalement chez l'adulte** (Anatomie pathologique et forme clinique). In-8 de 78 pages. 2 fr.

PÉTRINI. **Des injections hypodermiques de chlorhydrate de narcéine.** In-8, avec tracées sphygmographiques. 2 fr.

PHÉLIPPEAUX. **Étude pratique sur les frictions et le massage,** ou Guide du médecin masseur. In-8 de 187 pages, avec un joli cartonnage en toile. 3 fr.

PIORRY. **Clinique médico-chirurgicale de la ville,** résumé et exposition de la doctrine et de la nomenclature organo-pathologique, observations et réflexions cliniques. 1 vol. in-8. 6 fr.

PRAT. **Du panaris.** In-8 de 104 pages. 2 fr.

PUTÉGNAT. **Quelques faits d'obstétricie.** 1 vol. in-8. 7 fr.

RATHERY. **Essai sur le diagnostic des tumeurs intra-abdominales chez les enfants.** In-8 de 136 pages. 2 fr. 50

RAYMOND (TH.). **Opérations préliminaires à l'extirpation des tumeurs** (écrasement linéaire, — galvanocaustie). De leur combinaison. In-8 de 100 pages. 2 fr.

REGNAULT (PAUL). **De l'hygroma du genou.** Traitement par la ponction suivie d'injection iodée. In-8 de 58 pages. 1 fr. 50

RELIQUET. **Action des courants électriques continus sur les spasmes de la vessie, de l'urèthre et des uretères causés par des graviers rénaux.** Grand in-8 de 7 pages. 50 c.

— **Incrustations calcaires de la paroi vésicale et pierre volumineuse immobile non adhérente.** In-8 de 15 pages. 50 c.

— **Traité des opérations des voies urinaires.** 1 vol. in-8 de 820 pages, avec figures dans le texte. Le volume cartonné en toile. 11 fr.
Ouvrage couronné par l'Académie de médecine.

REZARD DE WOUVES. **Causes de l'abandon et de la mortalité des nouveau-nés et des moyens de les restreindre.** In-8 de 22 pages. 1 fr.

RIGAUD (ÉMILE). **Examen clinique de 396 cas de rétrécissement du bassin observés à la Maternité de Paris de 1860 à 1870.** In-8 de 143 pages. 3 fr.

RIZZOLI, le professeur (de Bologne). **Pratique chirurgicale.** Traduction du docteur ANDREINI. 1 vol. grand in-8 d'environ 600 pages, accompagné de 102 figures. 10 fr.

ROALDÈS (de). **Des fractures compliquées de la cuisse par armes à feu.** In-8. 2 fr.

ROUBAUD (FÉLIX). **Les eaux minérales dans le traitement des affections utérines.** In-8 de 190 pages. 2 fr. 50

ROUDANOWSKY. **Études photographiques sur le système nerveux de l'homme et de quelques animaux supérieurs, d'après les coupes de tissu nerveux congelés.** In-8 de 64 pages, avec atlas in-folio de XVI planches contenant 165 photographies. *Deuxième édition,* revue et corrigée. 170 fr.
Le texte se vend séparément. 3 fr.

ROUGE, chirurgien de l'hôpital cantonal de Lausanne. **L'uranoplastie et les divisions congénitales du palais.** In-8, avec figures intercalées dans le texte. 3 fr.

ROUVILLE (PAUL DE). **Session de la Société géologique de France à Montpellier** (octobre 1868). Compte rendu. In-8 de 154 pages, avec 21 planches. 7 fr.

SAISON. **Diagnostic des manifestations secondaires de la syphilis sur la langue.** In-8. 1 fr. 50

ENVOI FRANCO PAR LA POSTE, CONTRE UN MANDAT.

S APPEY. **Traité d'anatomie descriptive.** *Deuxième édition*, entièrement refondue. Tome III : Névrologie et Organes des sens. 1 vol. in-8, avec figures intercalées dans le texte. 12 fr.

Prix des tomes I et II. 24 fr.
Prix de l'ouvrage complet. 48 fr.

SCAGLIA. **Des différentes formes de l'ovarite aiguë.** In-8 de 116 pages. 2 fr.

SOULIGOUX. **De la durée du traitement thermal à Vichy.** In-8 de 15 pag. 50 c.

TACHARD. **De l'électricité appliquée à l'art des accouchements.** In-8. 1 fr. 50

TARNOWSKY. **Aphasie syphilitique.** In-8 de 131 pages. 3 fr.

THOMPSON. **Traité des maladies chroniques,** trad. de l'anglais. In-12 de 72 pages.
1 fr.

TOUTAIN. **Nouvelle méthode d'application de l'électricité pour la guérison des maladies.** 1 vol. in-12 de 352 pages. 5 fr.

TROELTSCH (DE). **Traité pratique des maladies de l'oreille**, traduit de l'allemand sur la 4ᵉ édition (1868), par les docteurs A. Kuhn et D. M. Levi. 1 vol. in-8 de 560 pages, avec figures dans le texte. Le volume cartonné en toile. 8 fr. 50

VILLARD. **Étude sur le cancer primitif des voies biliaires.** In-8. 1 fr. 50

VISCA. **Du vaginisme.** In-8 de 148 pages. 2 fr. 50

VOYET. **De quelques observations de thoracentèse chez les enfants.** In-8 de 100 pages. 2 fr.

WECKER et JÆGER. **Traité des maladies du fond de l'œil.** 1 vol. in-8, accompagné d'un atlas de 29 planches en chromolithographie. 35 fr.

Bulletins de la Société anatomique de Paris. Anatomie normale, anatomie pathologique, clinique. Abonnement à l'année courante. 1 vol. in-8. 7 fr.

Comptes rendus des séances et Mémoires de la Société de biologie. Abonnement à l'année courante. 1 vol. in-8 avec figures coloriées. 7 fr.

Revue photographique des hôpitaux de Paris. Abonnement à l'année courante. 1 vol. in-8 avec 36 photographies. 20 fr.

— Année 1869. Grand in-8 de 192 pages avec 36 photographies et figures dans le texte. Relié en 1 vol. demi-chagrin non rogné et doré en tête. 25 fr.
— Année 1870. Grand in-8 de 256 pages avec 32 photographies et figures intercalées dans le texte. Rel. 25 fr.
— Année 1871. Grand in-8 de 320 pages et 36 photographies. Rel. 25 fr.

WOILLEZ. **Traité clinique des maladies aiguës des organes respiratoires.** 1 vol. in-8 de 700 pages, avec 93 figures intercalées dans le texte et 8 planches gravées. 12 fr.
Le même, avec figures coloriées et le volume cartonné. 14 fr.

ENVOI FRANCO PAR LA POSTE, CONTRE UN MANDAT.

PARIS. — IMPRIMERIE DE E. MARTINET, RUE MIGNON, 2.

Leçons d'hygiène contenant les matières du programme officiel adopté par le ministère de l'instruction publique pour les lycées et les écoles normales, par le docteur A. RIANT, professeur d'hygiène, médecin de l'École normale du département de la Seine, etc. 1 beau volume in-12 de 582 pages. 6 fr.

Leçons sur les maladies du système nerveux faites à la Salpêtrière, par J. M. CHARCOT, professeur à la Faculté de médecine de Paris, médecin de la Salpêtrière, recueillies et publiées par le docteur BOURNEVILLE. 1 vol. in-8, avec figures dans le texte et planches en chromo lithographie; le vol. cart. 8 fr.

Études cliniques et thermométriques sur les maladies du système nerveux, par le docteur BOURNEVILLE. In-8, avec figures dans le texte. Prix des 2 premiers fascicules. 7 fr.

Leçons sur la syphilis étudiée plus particulièrement chez la femme, par ALF. FOURNIER, médecin de l'hôpital de Lourcine, professeur agrégé à la Faculté de médecine de Paris, chargé du cours complémentaire des maladies syphilitiques. 1 vol. in-8 de 1100 pages, avec des tracés sphygmographiques; le vol. cart. 16 fr.

Leçons de clinique obstétricale, par le professeur DEPAUL, professées à l'hôpital des Cliniques, rédigées par M. le docteur DE SOYRE, chef de clinique. 1 vol. in-8, avec figures intercalées dans le texte. Prix de l'ouvrage complet pour les souscripteurs. 14 fr.

Traité pratique des maladies du cœur, par FRIEDREICH. Ouvrage traduit de l'allemand par les docteurs LORBER et DOYON. 1 vol. in-8; cart. 10 fr.

Thérapeutique des maladies de l'appareil urinaire, par les docteurs MALLEZ et DELPECH. 1 vol. in-8; broché 7 fr. 50; cart. 8 fr. 50

Traitement préservatif et curatif des sédiments de la gravelle, de la pierre urinaire, et de maladies diverses dépendant de la diathèse urique, par le docteur Aug. MERCIER. 1 vol. in-12, avec fig. intercalées dans le texte; broché 7 fr.; cart. 8 fr.

Hystérotomie de l'ablation partielle ou totale de l'utérus par la gastrotomie. Étude sur les tumeurs qui peuvent nécessiter cette opération, par J. PÉAN, chirurgien des hôpitaux de Paris, et L. URDY, interne des hôpitaux de Paris. 1 vol. in-8, avec 25 figures dans le texte et 4 planches. 6 fr.

Leçons sur le strabisme, les paralysies oculaires, le nystagmus, le blépharospasme, etc., professées par F. PANAS, chirurgien de l'hôpital Lariboisière, professeur agrégé à la Faculté de médecine de Paris, chargé du cours complémentaire d'ophthalmologie, etc., rédigées et publiées par G. LOREY, interne des hôpitaux. Revues par le professeur. 1 vol. in-8, avec 10 fig. dans le texte. 5 fr.

Traité élémentaire d'histologie, par J. A. FORT, professeur libre d'anatomie à l'École pratique; 2e édition, entièrement refondue. 1 beau vol. in-8 de plus de 700 pages, avec 500 figures intercalées dans le texte. 14 fr.

Traité clinique des maladies aiguës des organes respiratoires, par le docteur Woillez, médecin de l'hôpital Lariboisière, membre de l'Académie, etc.; ouvrage accompagné de 93 figures intercalées dans le texte et de 8 planches gravées. 1 vol. in-8 de 656 pages; cart. 14 fr.

PARIS. — IMPRIMERIE DE E. MARTINET, RUE MIGNON, 2